Nurova Zamira Annakulovna
Urazova Zarina Urmanovna

Banhos de sulfeto de hidrogênio, iodobromo e areia para imunogênese

Nurova Zamira Annakulovna
Urazova Zarina Urmanovna

Banhos de sulfeto de hidrogênio, iodobromo e areia para imunogênese

Ramo Termez da academia médica de tashkent

 ScienciaScripts

Imprint

Any brand names and product names mentioned in this book are subject to trademark, brand or patent protection and are trademarks or registered trademarks of their respective holders. The use of brand names, product names, common names, trade names, product descriptions etc. even without a particular marking in this work is in no way to be construed to mean that such names may be regarded as unrestricted in respect of trademark and brand protection legislation and could thus be used by anyone.

Cover image: www.ingimage.com

This book is a translation from the original published under ISBN 978-620-7-64698-2.

Publisher:
Sciencia Scripts
is a trademark of
Dodo Books Indian Ocean Ltd. and OmniScriptum S.R.L publishing group

120 High Road, East Finchley, London, N2 9ED, United Kingdom
Str. Armeneasca 28/1, office 1, Chisinau MD-2012, Republic of Moldova, Europe
Printed at: see last page
ISBN: 978-620-7-61902-3

Índice

Esta monografia foi discutida e recomendada para publicação na reunião n.º 49 da Secção de Termez da Academia Médica de Tashkent, em 6 de março de 2024.

Introdução

O sistema imunitário é uma das estruturas mais importantes do organismo, garantindo a sua segurança e integridade durante toda a vida do macro-organismo. É sabido que nas patologias infecciosas, cirúrgicas, somáticas e muitas outras, se forma uma imunodeficiência secundária, que requer medidas adequadas. A correção das condições de imunodeficiência é efectuada, regra geral, com medicamentos de origem vegetal, animal ou preparações de natureza sintética. Para além dos medicamentos, são utilizados vários factores físicos para restaurar as perturbações do sistema imunitário, tais como laser, radiação de ultra-sons, soluções aquosas electroactivadas. As águas minerais e as areias quentes (psammoterapia) são utilizadas como agentes preventivos e terapêuticos para muitas doenças. Ao mesmo tempo, praticamente não existem trabalhos na literatura disponível dedicados a um estudo aprofundado do efeito das águas minerais, areias quentes (psamoterapia) no sistema hematopoiético e imunitário do organismo em condições normais e imunodeficientes.

A monografia destina-se a ser utilizada por investigadores independentes, estudantes de doutoramento básico, estagiários de investigação, estudantes de mestrado e de licenciatura, bem como por profissionais que trabalham neste domínio em cursos de formação.

Revisores:

**Secção de Termez da Academia Médica de Tashkent,
Professor associado de cirurgia geral e pediátrica Karimova Z.X.**

**Universidade Pedagógica Estatal de Tashkent com o nome de Nizomi,
Doutor em Ciências Biológicas, Professor Shakhmurova G.A.**

Termez-2024

Capítulo 1. REVISÃO DA LITERATURA

1.1. Imunomoduladores de origem animal e vegetal

Sabe-se que o sistema imunitário é uma das estruturas mais importantes e altamente organizadas do organismo, proporcionando a sua proteção contra agentes estranhos exógenos e endógenos. Inclui órgãos imunitários centrais (timo, medula óssea, saco de Fabricius) e periféricos (baço, gânglios linfáticos, aglomerados linfóides sob a membrana mucosa do trato gastrointestinal, apêndice, anel linfoide faríngeo, sangue).

Apesar da desunião topográfica das estruturas linfóides, o sistema imunitário do organismo funciona como um todo único, devido às relações de comunicação. O principal componente celular através do qual a informação pode ser rapidamente transmitida a qualquer parte do sistema imunitário é o linfócito. É ele que assegura a coerência e a sincronia das reacções imunitárias no organismo. Os linfócitos são heterogéneos e desempenham diferentes funções no organismo

Para além dos linfócitos, a transmissão remota de informação é efectuada com a ajuda de substâncias de baixo peso molecular que são produzidas por células imunocompetentes. Estas substâncias (citocinas, mediadores imunitários). Desempenham um papel importante no funcionamento normal do sistema imunitário. Os factores celulares e mediadores asseguram a homeostase imunológica do organismo. A principal função biológica do sistema imunitário é assegurar a constância do ambiente interno do organismo ao longo da vida do indivíduo, ou seja, na ontogénese.

Nos últimos anos, devido à poluição ambiental e ao número crescente de várias doenças, tem-se verificado uma tendência para muitas pessoas desenvolverem estados de imunodeficiência secundária. Isto não é surpreendente, uma vez que o sistema imunitário é um dos primeiros a reagir de forma sensível às alterações do ambiente. Os estímulos externos prolongados, como os factores de stress, podem causar perturbações em várias partes do sistema imunitário multicomponente e levar ao desenvolvimento de doenças imunodependentes.

As alterações do sistema imunitário são observadas em quase todas as doenças - em estudos com humanos e animais. A insuficiência imunológica pode ser uma consequência da doença subjacente ou desempenhar um papel preponderante numa determinada patologia (doenças auto-imunes, imunodeficiência primária).

Tudo isto dita a necessidade de medidas imunocorrectoras para restabelecer a reatividade imunológica do organismo.

Atualmente, foram encontradas propriedades imunomoduladoras em muitas substâncias de origem vegetal e animal. As substâncias imunoactivas são obtidas a partir de vários órgãos de animais, aves, e também segregam bactérias.

Um dos órgãos mais importantes do sistema imunitário é o timo. Este não só forma linfócitos T, como também sintetiza factores que têm um efeito regulador em diferentes tipos de células imunocompetentes. De acordo com Rentz E. et al. (1983) [178], as hormonas tímicas afectam a produção de interferão pelos linfócitos. O papel importante dos factores séricos do timo foi estabelecido no trabalho de Pleau J. et al. (1981) [175]. Os factores do timo promovem a regeneração do tecido hematopoiético e linfoide em ratos irradiados (Uray Z. et al., 1979) [180].

Foram obtidas substâncias com diversas propriedades biológicas a partir do timo de diferentes espécies animais. Um dos grupos mais estudados de substâncias tímicas são as timosinas (Goldstein G. et al., 1984; Horeccker

V., 1984) [163, 170]. Foi estabelecido que as timosinas são substâncias que asseguram a relação entre os sistemas imunitário e nervoso (Hall N. et al., 1985) [160]. De acordo com Batevanis S. et al. (1985) [150], os polipéptidos incluídos na timosina afectam a função celular na reação de cultura de linfócitos mistos. Epítopos para ligação de iões de zinco (Dardenne M. et al., 1985) [154]. Ao mesmo tempo, a timozina é incapaz de reparar as células T em ratinhos nus sem timo (Haddon J. et al, 1989) [165].

Para além da timosina, a timalina (Dardenne M, et al, 1984) [163], a timopoietina (Goldstein G. et al, 1984; Heavner G, 1985) [163, 167], a imunomodulina (Garib F. et al, 1995) [159], a timoptina, que promovem a regeneração, foram obtidas a partir da imuno-deficiência do timo em lesões ósseas numa experiência (Salokhiddi-nov F. B., 2004) [104].

De outro órgão central do sistema imunitário - a medula óssea - foi isolado um fator que estimulava a interação celular ao nível dos produtores de anticorpos maduros (Petrov R. et al, 1980). Em seguida, foi obtido o fár-maco mielopídeo a partir da medula óssea de porcos, que restaura as per-turbações dos sistemas hematopoiético e imunitário na doença aguda exper-imental provocada pela radiação (Stepanenko R. N. et al., 1993) [114].

O órgão central da imunidade das aves é o saco de Fabricius, no qual se formam os linfócitos B. Foram obtidos extractos capazes de restaurar a reatividade imunológica em frangos neonatos dissecados (Goeken M. 1970). Foram obtidos extractos capazes de restabelecer a reatividade imunológica em frangos dissecados no período neonatal (Goeken M, 1970).

Foram isoladas substâncias imunoactivas de diferentes órgãos de rep-resentantes da classe das aves. Uma substância com atividade imunobi-ológica foi isolada dos rins de galinhas (Batyrbekov A" et al.. 1995), do soro sanguíneo e do fígado de ovelhas selvagens (Kovalev I. E. et al., 1989).

Uma substância com atividade imunobiológica foi obtida a partir do rim de um camelo (Mukhammedaminova M. M., 2004). Num outro trabalho, verificou-se que a regulação da imunogénese é realizada por hormonas da glândula paratiroide (Sayadyan X. S., 1991). O fluido de cultura de Lactobacillus é obtido a partir do medicamento microstim, que aumenta a atividade fagocítica dos neutrófilos do sangue (Chistokhina L. P., 2003).

Diversas substâncias imunotrópicas altamente activas são obtidas a partir de matérias-primas vegetais e animais. Os polissacáridos com atividade imunoestimulante foram isolados da raiz e da cultura celular de ginseng (Smolina T. P., 1994). Um medicamento de natureza polipeptídica (estimulante Kuban) tem um efeito positivo na hematopoiese e na indução da imunidade humoral a antigénios dependentes do timo em ratos (Shurygin A. Ya. et al., 1995).

De acordo com S. S. Shakhova (1996), o medicamento é de origem natural eplir corrige o estado morfofuncional das células do sistema de fagócitos mononucleares na hepatite tóxica aguda numa experiência. Foi estabelecido que a própolis tem um efeito imunomodulador (Mannanova R. T., 2000).

O estudo da estrutura química das substâncias imunoactivas de origem natural tornou possível sintetizar uma série de medicamentos com um efeito específico em partes individuais do sistema imunitário. Um análogo sintético bem estudado das proteínas tímicas é o fármaco timogénio, que é capaz de corrigir simultaneamente as perturbações dos sistemas MI- munic e monooxigenase na hepatite tóxica (Dzhuraeva N. R., 1994); restaurar as violações dos mecanismos fisiológicos das reacções de regulação no envenenamento agudo com produtos químicos tóxicos (Bellikov V. G., 2001).

A droga licopida, que é um dipeptídeo, regula a atividade dos granulócitos em doentes com tuberculose no sistema in vitro (Kisina T. E.et al., 2003). A droga sintética bemitil tem atividade imunotrópica em doenças do fígado (Vygonyailov A.V., 1998), e a droga bestim provou ser um imunocorretor eficaz na tuberculose inexperimental (Zabolotnykh N. V. et al., 2001,2003).

O medicamento polioxidónio (Petrov R. V. et al., 2002) é um polielectrólito sintético com uma gama diversificada de efeitos biológicos. Tem demonstrado uma elevada atividade em muitas condições imunopatológicas, em particular na bronquite obstrutiva recorrente em crianças (Shirshev S. V. et al., 2000, 2003).

O dipeptídeo sintético vilone corrige a imunidade das crianças com doença pulmonar crónica (Kuznik B. I. et al., 2003).

Atualmente, está a ser criada uma nova geração de medicamentos peptídicos para estimular e suprimir a imunidade e a hematopoiese (Deygin V. I., 2000).

Uma nova direção na abordagem da questão do tratamento de doenças de imunodeficiência de várias etiologias é a produção de preparações de citocinas. A IL-1 recombinante tem atividade radioprotectora contra as células progenitoras da hematopoiese (Aksenova N. V. et al., 2003), e o fármaco betaleucina revelou-se eficaz no tratamento da rinovasculite purulenta crónica (Timchuk L. E., 2003).

1.2. A influência dos factores físicos no organismo

Sabe-se que alguns factores físicos têm um impacto na atividade fisiológica e na consistência de muitos sistemas de RH do organismo. Por exemplo, um campo magnético de baixa frequência pode ter um efeito sobre os parâmetros hemodinâmicos e a homeostase da temperatura nos seres humanos (Gerasimov I. G. et al., 1998), sobre a secreção e a composição da bílis durante a irradiação dirigida do fígado e do sangue (Gudima A. A. et al., 1998). Outros estudos confirmaram a capacidade de os campos magnéticos terem um efeito biológico no corpo (Nikitina V. V. et al., 2002), incluindo a influência na atividade funcional de células imunocompetentes (Zlatnik E. Yu., 2003).

Outro fator físico, o ultrassom, tem um efeito terapêutico no tratamento da artrite reumatoide (Shlyapak E. A. et al., 2002). De acordo com os dados de I. A. Snimshchikova et al. (2003), os ultra-sons em combinação com a imunocorrecção local ajudam a acelerar os processos de recuperação em doenças inflamatórias purulentas.

Uma corrente eléctrica pode também ter um efeito biológico no organismo. O tratamento transcerebral com correntes moduladas sinusoidais tem um efeito positivo em pacientes com bronquialasma (Gosn L. D. et al., 1998). Noutro trabalho, foi comprovada a eficácia clínica da utilização de correntes de interferência no tratamento complexo da úlcera duodenal (Bogolyubov V. M. et al., 1998).

Existem muitos trabalhos na literatura dedicados ao estudo dos efeitos biológicos do laser. A radiação laser é utilizada para a correção profilática das estruturas lipídicas da membrana eritrocitária na doença cardíaca isquémica (Vasiliev A. P. et al., 1998), em doentes com hipertensão (Velizhanina I. A., 1998), para restaurar a reprodução - a função cognitiva na experiência (Makhmudova G. M., 2004). A radiação laser em combinação com ultra-sons acelera a regeneração do músculo esquelético localmente irradiado e o estado do sistema imunitário (Zubkova S. M. et al., 1998); tem um efeito imunomodulador na asma brônquica (Mikhailov V. A. et al., 1998) e tiroidite autoimune.

A temperatura é um poderoso fator físico que pode alterar as funções de vários sistemas do corpo num determinado intervalo. Por exemplo, a hipertermia é utilizada na prática oncológica para os seguintes efeitos nas células cancerígenas, a fim de as destruir.

A radiação gerada pelas lâmpadas de cerâmica tem um efeito estimulante pronunciado sobre a imunogénese na experiência e na clínica de fracturas ósseas (Khanapiyaev U. B., 2003). Ao mesmo tempo, verifica-se uma melhoria das manifestações clínicas e os processos reparadores no tecido ósseo são acelerados.

De acordo com Danilenko S. R. et al. (1995), um campo eletromagnético de frequência extremamente elevada (54-78 GHz) tem um efeito positivo no tratamento de doentes com doenças pulmonares não específicas.

Uma série de artigos é dedicada ao estudo da atividade imunobiológica de soluçõcs aquosas electroactivadas (EVR) obtidas nas zonas catódicas e anódicas do electroactivador Espero-1 (NPF "Espero", Tashkent) em modelos cxperimentais de condições de imunodeficiência secundária (timectomia, tumorigénese, doença da radiação, anemia, hepatite tóxica, imunodeficiência causada pela administração de ciclofosfamida). Verificou-se que o EVR estimula a hematopoiese e a imunogénese suprimidas na anemia hemolítica (Alekhine S. A. et al., 1992), aumenta a resposta imunitária ao EB na hepatite tóxica (Alekhine S. A. et al., 1992), restaura a reatividade imunológica na doença das radiações (Garib F. Yu. et al., 1993) e em ratos portadores de tumores. Foi demonstrado que o EVP tem a propriedade de estimular a resposta imunitária ao EB várias vezes. ao nível de todo o organismo; estimular a atividade proliferativa das células estaminais hematopoiéticas (Rasulov F. X., 1994) e a interação cooperativa dos linfócitos T e B e simultaneamente inibir a atividade funcional dos supressores T específicos do antigénio (Alekhine S. A. et al., 1992; Rasulov F. X. et al., 1993).

A água participa em todos os processos da atividade vital do corpo e é a "fonte da vida" (Efron Y. et al., 1966; Grinberg V. A. et al., 1985; Minajan Vol. 3., 1991). As águas minerais de várias composições químicas são amplamente utilizadas para uso interno e externo (Berdeklychev M. G., 1988; Moiseev V. A., 1988; Yaremenko M. S. et al., 1988).

Assim, o catolito tem um efeito estimulante em muitos parâmetros imunológicos, enquanto o anolito, pelo contrário, suprime as reacções imunológicas.

Os banhos de mar estabilizam a hemodinâmica de um pequeno círculo de doenças da circulação sanguínea na bronquite crónica (Fedorov R. V. et al., 1988) e a atividade do trato gastrointestinal (Schwartz V. Ya., 1989).

De acordo com Berezin N. A. et al. (1991), a água é um verdadeiro ambiente de informação. Vários investigadores desenvolveram trabalhos sobre o estudo dos mecanismos físico-químicos da ação da água no organismo (Chernikov F. R., 1991; Samutin N. M., 1995).

Obteve-se um bom efeito terapêutico em doentes com amigdalite crónica não compensada sob a influência da balneoterapia e da administração simultânea de tactivina (Dergachev V. S., 1995).

Existem trabalhos na literatura que estudaram o efeito da balneoterapia sobre a reatividade imunológica do organismo. Os procedimentos de balneoterapia melhoram os indicadores clínicos e imunológicos das crianças com hepatite crónica ativa (Kurbanova A. N., 1978).

Um efeito semelhante foi obtido com a balneoterapia em combinação com correntes moduladas sinosidalmente na salpingo-oforite crónica não específica (Shafikova G. V., 1983) e eczema (Mkournali K. V.coautores, 1991). Foi encontrado um efeito imunomodulador pronunciado do rado -nototerapia (Kolesnikov A. P. et al., 1993) e a capacidade dos factoresbalneológicos para estabilizar o estado imunitário do corpo da criança (Petrova L. V. et al., 1999).

Assim, o catolito tem um efeito estimulante em muitos parâmetros imunológicos, enquanto o anolito, pelo contrário, suprime as reacções imunológicas.

\ Os estudos acima referidos indicam um amplo efeito biológico das águas minerais. A balneoterapia ajuda a normalizar as funções de vários sistemas do corpo, incluindo o sistema imunitário.

1.3. Atividade biológica do sulfureto de hidrogénio e da água de iodobromo e peskapsammotherapy

Como os principais objectos de investigação eram o sulfureto de hidrogénio e a água e areia iodobromadas (psamoterapia), analisámos os dados da literatura sobre o efeito do sulfureto de hidrogénio na atividade vital do organismo.

Foi estabelecido que o condensado de gás contendo sulfureto de hidrogénio exerce um efeito no sistema imunitário (K. V. Popkov, 1994). O elevado teor de hidrogénio no gás natural pode ter um efeito sobre o curso da patologia ORL e o estado imunitário das crianças que vivem nesta região (Subbotin A.V. et al., 1994).

No trabalho de E. V. Velikanova et al. (1996) é indicado que os componentes do gás contendo sulfureto de hidrogénio podem afetar a atividade do sistema de monooxigenase do fígado. O gás natural com um elevado teor de sulfureto de hidrogénio tem um impacto negativo no estado imunitário dos trabalhadores (Tagirova G. K., 1996). Os trabalhos considerados indicam um efeito negativo no organismo do conteúdo excessivo de sulfureto de hidrogénio no ambiente.

Ao mesmo tempo, as águas minerais com um baixo teor de sulfureto de hidrogénio podem ter um efeito terapêutico em muitas doenças somát-icaslevanii. A balneoterapia com sulfureto de hidrogénio tem um efeito ben-éfico no curso da doença coronária (Zunnunov 3. R. et al., 2001; Valikulova F.Yu. et al., 2002).

Os banhos de iodo e bromo têm também um efeito terapêutico em muitas doenças. Foi demonstrado que a balneoterapia com iodo e bromo melhora os indicadores imunológicos (Marsov A. P. et al., 1993), afecta alguns factores de risco de doenças coronárias (Kudaev M. T. et al., 2003).

Foram obtidos bons resultados combinando banhos de iodo-bromo com outros factores físicos. Assim, foi obtido um efeito pronunciado no tratamento complexo de pacientes com salpingoforite crónica inespecífica com um campo magnético de baixa frequência e água iodobrómica (Marna L. P. et al., 1998). Foram registadas melhorias clínicas em pacientes com cardiospasmo que receberam campos electromagnéticos de frequência ultra-alta e balneoterapia com iodo e bromo (Efendieva M. T., 2002).

Assim, o sulfureto de hidrogénio e as águas iodobromadas possuem biólogos podem alterar a função de diferentes sistemas do corpo.tratamento de areia (psammotherapy) é usado para muitas doenças. Assim, foi obtido um bom efeito na alergodermatose (StepanovP. S., 1987), na hipertensão (Tabidze M. ILL, 1988; 1990), no tratamento de doenças do sistema músculo-esquelético (Kotikov V.E. et al., 1989), na insuficiência vascular cerebral (Kunitsina L. A. et al., 1996), nas doenças inflamatórias crónicas da próstata (Kobzrev A. GT, 2002).

A análise dos dados acima referidos mostrou que na literatura pratica-mente não existe trabalho sobre o estudo experimental do efeito dos banhos de sulfureto de hidrogénio, iodo e bromo e areia quente no sistema imuni-tário. O objeto da nossa investigação foi o sulfureto de hidrogénio e a água iodobromada de nascentes localizadas no território da filial de Termez do

Instituto de Investigação de Reabilitação Médica e Fisioterapia. Estudos comparativos permitem-nos descobrir que tipo de balneoterapia e psamoterapia tem um efeito imunomodulador mais pronunciado. Além disso, é de interesse estudar não só o sistema imunitário, mas também o sistema de hematopoiese, que está intimamente relacionado com o sistema imunitário.

Outra questão até agora inexplorada é a avaliação comparativa dos efeitos de factores naturais no corpo de animais com um sistema imunitário completo e com condições de imunodeficiência secundária, o que nos permite descobrir qual é a sensibilidade do corpo a factores físicos numa determinada patologia. Ao mesmo tempo, é interessante descobrir o efeito dos factores naturais sobre uma das funções importantes do fígado, nomeadamente a desintoxicação.

Este trabalho é dedicado à resolução destes problemas.

Foram obtidos bons resultados combinando banhos de iodo-bromo com outros factores físicos. Assim, foi obtido um efeito pronunciado no tratamento complexo de pacientes com salpingoforite crónica inespecífica com um campo magnético de baixa frequência e água iodobrómica (Marna L. P. et al., 1998). Foram registadas melhorias clínicas em pacientes com cardiospasmo que receberam campos electromagnéticos de frequência ultra-alta e balneoterapia com iodo e bromo (Efendieva M. T., 2002).

Assim, o sulfureto de hidrogénio e as águas iodobromadas possuem biólogos podem alterar a função de diferentes sistemas do corpo.tratamento de areia (psammotherapy) é usado para muitas doenças. Assim, foi obtido um bom efeito na alergodermatose (StepanovP. S., 1987), na hipertensão (Tabidze M. ILL, 1988; 1990), no tratamento de doenças do sistema músculo-esquelético (Kotikov V.E. et al., 1989), na insuficiência vascular cerebral (Kunitsina L. A. et al., 1996), nas doenças inflamatórias crónicas da próstata (Kobzrev A. GT, 2002).

A análise dos dados acima referidos mostrou que na literatura praticamente não existe trabalho sobre o estudo experimental do efeito dos banhos de sulfureto de hidrogénio, iodo e bromo e areia quente no sistema imunitário. O objeto da nossa investigação foi o sulfureto de hidrogénio e a água iodobromada de nascentes localizadas no território da filial de Termez do Instituto de Investigação de Reabilitação Médica e Fisioterapia. Estudos comparativos permitem-nos descobrir que tipo de balneoterapia e psamoterapia tem um efeito imunomodulador mais pronunciado. Além disso, é de interesse estudar não só o sistema imunitário, mas também o sistema de hematopoiese, que está intimamente relacionado com o sistema imunitário.

Capítulo 2. MATERIAIS E MÉTODOS DE INVESTIGAÇÃO

2.1. Animais e antigénio utilizados

Nas experiências, foram utilizados ratos brancos de raça mestiça com 2-3 meses de idade e um peso corporal de 18-22 g. A investigação foi efectuada em 145 indivíduos. Numa série de experiências, foram utilizadas galinhas de 7-10 dias de idade (53 unidades) com um peso de 60-70 g. Os animais foram mantidos em condições normais de viveiro com uma dieta regular.

Os eritrócitos de carneiro (EB), que são um antigénio dependente do timo, foram utilizados como antigénio corpuscular em todas as experiências. Antes da imunização, o EB foi centrifugado duas vezes com meio 199 a 1000 rotações durante 10 minutos. Os animais foram imunizados com uma dose de 108 ou 2 x 108 uma vez por via intraperitoneal num volume de 0,5 ml de solução física.

2.2. Métodos de investigação hematológica

Foi calculado o número de eritrócitos e leucócitos no sangue periférico dos animais experimentais. Para contar os eritrócitos, deitaram-se 4 ml de solução salina em tubos de ensaio e adicionaram-se 20 µl de sangue. Para a contagem de leucócitos, foram adicionados 20 µl de sangue a 0,4 ml de solução de ácido acético a 5%. Os elementos formados do sangue periférico foram contados na câmara de Goryaev e recalculados por 1 ml de sangue de acordo com a fórmula adequada.

2.3. Métodos de investigação imunológica

2.3.1. Determinação das células formadoras de anticorpos no baço de ratinhos

Os ratos foram imunizados com EB e, após 5 dias, foram abatidos, os baços foram extraídos e o número de células formadoras de anticorpos (AOC) foi contado pelo método direto de hemólise local em agarose, de acordo com Jerne e Nordin (1963) ( ). Para tal, os baços foram esmagados num homogeneizador de vidro em 5 ml de meio 199 e passados através de um filtro de nylon de duas camadas. A agarose (empresa Serva), calculada em 600 mg por 100 ml de solução de Hanks, foi fervida durante 1 hora a +50 °C num banho de água. Preparou-se previamente uma solução de EB a 20%. Deitaram-se 100 ml de suspensão de células do baço de ratinho, 1 ml de solução de agarose e 40 ml de solução de EB a 20% em placas de Petri (40 mm de diâmetro). A mistura foi distribuída uniformemente pelo fundo do copo. As placas de Petri foram colocadas num termóstato a +37 °C durante 1,5 horas. Em seguida, foi adicionado a cada uma delas 1 ml de complemento de cobaia, que foi diluído em solução salina numa proporção de 1:20, e os copos foram novamente colocados no termóstato durante 1 hora. Depois disso, foram contadas as zonas de hemólise ("placas") nos copos, no centro de cada uma das quais existe AOK. O número de AOCS foi calculado para todo o baço (indicador absoluto) e para 1 milhão de células do baço (indicador relativo). Para calcular O índice relativo foi calculado preliminarmente pelo número de células nucleadas do baço (NSCS), para o qual 20 µl de uma suspensão de células do baço foram adicionados a 0,4 ml de uma solução de ácido acético a 5%. Em seguida, na célula, Goryaev contou o número de YASKS.

2.3. Determinação das células formadoras de anticorpos no baço de frangos

O número de AOCS no baço das galinhas foi determinado de acordo com a metodologia descrita por I. A. Bolotnikov e Yu. V. Konopatov (1987)

(). Os baços de frango foram homogeneizados em 2 ml de meio 199 num homogeneizador de vidro e passados através de um filtro de nylon. Em seguida, misturaram-se 0,1 ml da suspensão de células do baço com 1 ml de solução de agarose a 0,6% e adicionaram-se 0,04 ml de solução de EB a 20%. As placas de Petri com a mistura foram colocadas durante 1,5 horas num termóstato a +30°C. Depois disso, adicionou-se 1 ml de complemento a cada taça, mas não às cobaias, como nos ratos, e o complemento (soro) das galinhas, diluído 1:1 e novamente colocado num termóstato durante 1 hora. Em seguida, foi contado o número de AOK no baço.

2.4. Avaliação da função metabolizadora do fígado

A função metabolizadora do fígado foi avaliada pelo teste do hexenal. Para isso, após a balneoterapia, os ratos foram injectados intraperitonealmente com um sonífero - hexenal na dose de 70 mg / kg. Em seguida, a duração do sono com hexenal foi determinada nos grupos de controlo e experimental. A cessação do sono foi testada pelo reflexo de virar de lado.

2.5. Modelos de estados de imunodeficiência secundária

2.5.1. Hepatite tóxica aguda

A hepatite tóxica aguda (AH) foi causada pela injeção subcutânea de um veneno hepatotrópico - tetracloreto de carbono (CC14) sob a forma de soluções de óleo a 20% de 0,2 ml diariamente durante 3 dias. A presença do desenvolvimento de um processo inflamatório no fígado é confirmada por estudos morfológicos.

2.5.2. Anemia hemolítica

A anemia hemolítica foi provocada em ratos da seguinte forma. Durante 3 dias, foi administrado um veneno hemolítico, o cloridrato de fenil-hidrazina, uma vez por via intraperitoneal. No dia da última administração de fenil-hidrazina, os ratinhos foram imunizados com EB e, no 5.º dia, foi determinado o número de AOC no baço.

2.5.3. Imunossupressão com Imuran

O Imuran pertence a uma série de imunossupressores que são utilizados no transplante de órgãos e tecidos (Petrov R. V., Manko V. M., 1971). Sob a influência do imuran, as reacções imunológicas do organismo são fortemente suprimidas. Para criar uma condição de imunodeficiência secundária pronunciada, foram administrados imuranos por via intraperitoneal numa dose de 50 mg / kg durante 3 dias. No dia da última administração de imuran, os ratinhos foram imunizados com EB e, após mais 5 dias, foi determinado o número de AOC no baço.

2.6. Métodos de balneoterapia e psammoterapia

As experiências utilizaram águas minerais obtidas na filial de Termez do Instituto de Investigação Científica N. A. Semashko de Reabilitação Médica e Fisioterapia. Foram utilizadas águas de duas fontes (sulfureto de hidrogénio e água iodobromada). Antes do procedimento, para tomar um banho mineral, a água foi diluída com água da torneira numa proporção de 1:3. Os banhos foram efectuados a uma temperatura de +36 °C. Os quadros 2.1 e 2.2 mostram a composição química das águas minerais.

Quadro 2.1.

Composição química e propriedades físicas da água mineral de sulfureto de hidrogénio

Catiões	G/L	Moléculas não dissociadas	G/L
Amónio (NH)	Следи	Dióxido de carbono (CO_2)	нет
Potassum (K)$^+$	8,2092	Sulfureto de hidrogénio total ($H_2 S$)	0,986
Sódio (Na)$^+$	8,2092	Sem sulfureto de hidrogénio ($H_2 S$)	
Cálcio (Ca)$^+$	3,2	Ácido metaborico (HBO)$_2$	0,0055
Magnésio (Mg)$^+$	2,5536	Ácido silícico ($H_2 SiO$)$_3$	Нет
Ferro (Fe)$^{2+}$	Следи	Ácido arsénico	1
Ferro (Fe)$^{3+}$	Следи	Ácido arsénico	
Aniões			
Bicarbonato (HCO₃)	0,6052	Um óxido e meio	0,068
Carbonato (CO)$_3$	Não	Resíduos secos	40,108
Sulfato (SO4)	2,9604	Mineralização	42,096
Cloro (C1)	23,049	Temperatura	
Flourinep (F)	-	Ph	8,3 -
Bromo (Вт)	-	Caudal l/s	
Iodo (I)	-	Oxidabilidade, mgc/l	45,2

| Nitrito (NO2) | - | Dureza total | 369,99 |
| Nitrato (NO)₃ | - | Dureza não carbonatada | 356,80 |

A fórmula da composição química:

$$Ce_{89}(SO_{43})/(Na + K)_{49}Mg_{29}Ca_{22}$$

Características químicas da água: cloreto de salmoura, água de cálcio-magnésio-sódio ligeiramente alcalina.

Tabela-2.2.

Composição química e propriedades físicas da água iodo-bromada

Catiões	G/L	Moléculas não dissociadas	G/L
Amónio (NFC)	Следи	Dióxido de carbono (CO_2)	Não
Potassum (K)$^+$	12,50	Sulfureto de hidrogénio ($H_2 S$)	Não

Continuação do quadro 2.2

Catiões	g/l	Moléculas não dissociadas	g/l
Sódio (Na)$^+$	12,50	Sulfureto de hidrogénio ($H_2 S$)	não
Cálcio (Ca)$^+$	26,6	Ácido metaborico (HBO)$_2$	нет
Magnésio (Mg)$^+$	5,472	Ácido silícico ($H_2 SiO$)₃	0,0052
Ferro (Fe)$^{2+}$	следи	Vestígios de ácido arsénico	
Ferro (Fe)$^{J+}$	следи	Vestígios de ácido arsénico	
Aniões			

Bicarbonato (HCO$)_3$	2,44	Um óxido e meio	0,24
Carbonato (CO$)_3$	Não	Resíduos secos	168,78
Sulfato (SO$)_4$	0,1884	Mineralização	128,77
Cloro (C1)	80,84	Temperado	
Farinha (F)	-	Ph	4,9
Bromo (Br)	0,1504	Caudal l/s	
Iodo (I)	0,0508	Oxidabilidade, mgO$_2$ /l	0
Nitrito (NO$)_2$	Não	Dureza total	23,23
Nitrato (NO$)_3$	Não	Dureza dos carbonatos	39,99

A fórmula da composição química:

$$\frac{Cl98}{^{168,78}\,Ca54(Na+K)23}$$

Características químicas da água: cloreto de salmoura forte, sódio-cálcio, água ligeiramente alcalina.

A psamoterapia foi efectuada em galinhas, que foram colocadas em banhos de areia durante 10-15 minutos ao nível do esterno, a uma temperatura da areia de +55-60 °C.

2.7. Tratamento de dados estatísticos

Os dados obtidos foram submetidos a tratamento estatístico utilizando um conjunto de aplicações de análise estatística num computador IBM Reptium-IV com o cálculo da média aritmética (M), dos desvios médios quadráticos (o), do erro padrão (T), dos valores relativos (frequência %), a significância estatística das medidas obtidas na comparação dos valores médios foi determinada pelo critério de Student (t).

Um nível de confiança de P<0,05 foi considerado como alterações estatisticamente significativas. Ao mesmo tempo, foram tidas em conta as directrizes existentes sobre o tratamento estatístico de dados de investigação clínica e laboratorial (Zaitsev V. M. et al. 2003).

Capítulo 3. A INFLUÊNCIA DOS BANHOS DE SULFURETO DE HIDROGÉNIO, BROMO IODO E AREIA NOS PARÂMETROS HEMATOLÓGICOS, IMUNOLÓGICOS E NA FUNÇÃO HEPÁTICA EM ANIMAIS INTACTOS

3.1. O efeito dos banhos de sulfureto de hidrogénio e de bromo iodado nos parâmetros hematológicos e imunológicos em ratos.

Os camundongos foram imunizados com EB na dose de 108. No 1º e 3º dia após a imunidade, os animais receberam banhos de sulfeto de hidrogênio e bromo iodado por 10 e 15 minutos, respetivamente. No 4º dia após o estímulo antigénico, os ratos foram abatidos e a quantidade de eritrócitos foi determinada no sangue periférico e nos leucócitos. Ao mesmo tempo, foram isolados o timo, os gânglios linfáticos mesentéricos e o baço. A celularidade total foi calculada no timo e nos gânglios linfáticos, e a quantidade de anticorpos no baço foi determinada pelo método direto de hemólise local em agarose e a capacidade celular total do baço.

No sangue periférico dos ratos do grupo de controlo, o número de eritrócitos era de 7,6±0,4-109/ML e o número de leucócitos era de b,9±0,4-106/ml (Tabela 3.1).

A balneoterapia com água da torneira comum não afectou a formação de elementos sanguíneos. Não se registaram alterações significativas no número de eritrócitos e leucócitos.

Verificámos que, sob a influência dos banhos de sulfureto de hidrogénio e de iodobromo, o número de eritrócitos e leucócitos no sangue periférico aumenta. No grupo de animais tratados com banhos de sulfureto de hidrogénio, o número de eritrócitos era de 12,0±0,6-109 /ml, o que correspondia a 1,58 vezes (P<0,05)

Tabela 3.1.

Efeito dos banhos de sulfureto de hidrogénio e de iodo-bromo nos parâmetros do sangue periférico de ratinhos

#№	Grupo	O número de eritrócitos x 10^9 /мл	ИС	O número de leucócitos xЮ6/мл	ИС	Número de ratos
1	Controlo	7,6±0,4		6,9±0,2		8
2	Água da torneira	7,8±0,3	+ 1,03	7,1 ±0,2	+1,03	8
3	Água de sulfureto de hidrogénio	12,0±0,6^{ЛБ}	+ 1,58	12,4±0,4^{ЛБ}	+ 1,80	8
4	Água iodómica	9,9±0,5^{ЛБ}	+ 1,30	1 1,1±0,4^{ЛБВ}	+ 1,61	8

Nota*: IS é o índice de rácio (em relação ao controlo), A - fiável para o grupo 1, B - fiável para o grupo 2, fiável para o grupo 3acima do controlo.

Foi encontrada uma estimulação ainda maior nos glóbulos brancos. O seu nível aumentou 1,8 vezes e atingiu 12,4±0,4 g7ml.

A estimulação da hematopoiese também ocorre durante a balneoterapia com água de bromo e iodo. Ao mesmo tempo, o número de glóbulos vermelhos aumenta 1,3% e o número de leucócitos é 1,61 vezes superior ao do controlo. O nível de eritrócitos e leucócitos no grupo de ratos tratados com banhos de iodo e bromo revelou-se significativamente mais baixo do que quando se utilizaram banhos de sulfureto de hidrogénio. Isto sugere que a água de sulfureto de hidrogénio tem um efeito estimulante mais pronunciado do que a água iodobromada.

Assim, os dados obtidos indicam a capacidade da balneoterapia de ter um efeito positivo no sistema hematopoiético. O aumento do número de eritrócitos e leucócitos ocorre, obviamente, devido à redistribuição das células nos órgãos internos sob a influência de procedimentos com água.

A etapa seguinte da nossa investigação consistiu em estudar os efeitos da balneoterapia nos órgãos centrais e periféricos da imunidade (quadro 3.2).

Tabela 3.2.

Efeito dos banhos de sulfureto de hidrogénio e de iodo-bromo na celularidade global do timo e dos gânglios linfáticos mesentéricos

#№	Grupo	Celularidade do timox10^6	ИС	Linfonodo celularidade	ИС	Número de ratos
1	Controlo	86,0±2,9		52,3±2,9		8
2	Água da torneira	83,4±2,8	1,0	54,1±2,8	+ 1,03	8
3	Água com sulfureto de hidrogénio	108,6±3,6^{ЛБ}	+1,26	77,9±4,0^{АБ}	+1,49	8
4	Água iodobromada	104,5±3,8^{ЛБ}	+ 1,22	67,9±3,8^{АБ}	+ 1,30	8

Nota*: IS é o índice de rácio, A é fiável para o grupo 1, B é verdadeiro para o grupo 2.

A celularidade total do órgão central da imunidade, o timo, é igual a 86,0±3,3-106/ml, e dos gânglios linfáticos mesentéricos - 52,2±2,9-106 /ml.

No grupo de animais que foram submetidos a balneoterapia com água da torneira a +36 ° C, a celularidade do timo e dos gânglios linfáticos não se alterou. Sob a influência dos banhos de sulfureto de hidrogénio, verificou-se um aumento do número de células nucleadas do sistema imunitário. Além disso, o aumento dos gânglios linfáticos foi mais pronunciado (1,49 vezes) do que o do timo (1,26 vezes).

O iodo bromo tem um efeito citoestimulante menos pronunciado nas banheiras de hidromassagem. Neste grupo, a celularidade do timo é de 104,5±3,8-106/ml, o que é 1,22 vezes superior à do controlo. A capacidade

25

celular dos gânglios linfáticos aumentou 1,3 vezes (67,9±3,8-109/ml).

Os resultados obtidos indicam que, sob a influência dos banhos de sulfureto de hidrogénio e de bromo iodado, a proliferação celular nos órgãos centrais e periféricos do sistema imunitário aumenta. No entanto, é impossível excluir a possibilidade de os linfócitos migrarem para o timo e para os gânglios linfáticos a partir de outros órgãos, nomeadamente da medula óssea e do baço.

Assim, a balneoterapia ajuda a aumentar não só o nível de leucócitos e eritrócitos no sangue periférico, mas também tem um efeito estimulante no sistema imunitário. Por outras palavras, há uma estimulação simultânea dos sistemas de hematopoiese e de imunidade, que estão intimamente ligados.

Um indicador objetivo que caracteriza a atividade imunológica do organismo é a determinação da AOC em resposta à imunização EB. O nível de AOC, como indicador, mostra a direção das mudanças no estado imunitário sob várias influências.

A Tabela 3.3 mostra os resultados dos estudos sobre o efeito dos banhos de sulfureto de hidrogénio na resposta imunitária ao EB em ratinhos. No 4º dia após a imunização, formaram-se 762,5±61,8 AOC no baço dos ratinhos do grupo de controlo. Num grupo de ratinhos que recebeu banhos com água normal, o número de AOCS aumentou 1,25 vezes (P<0,05). Nos mesmos animais, a celularidade total do baço diminui 1,47 vezes (P<0,05).

Tabela 3.3

Efeito de banhos de sulfureto de hidrogénio na resposta imunitária a eritrócitos de carneiro em ratos

#№	Grupo	O número de células nucleares na aldeia-zenku x10^6	ИС	O número de células formadoras de anticorpos na aldeia-zenku x 10^6	ИС	Número de ratos
1	Controlo	180,0±10,2		762,5±61,8		8
2	Água da torneira	122,3±8,4^A	-1,47	950,0±70,7	+ 1,25	8
3	Água com sulfureto de hidrogénio	1 17,3±5,3^A	-1,53	6975±403^{AБ}	+2,15	8

Nota*: IS é o índice de relação (com o controlo), A - fiável para o grupo 1, B - fiável para o grupo 2, C - fiável para o grupo 3.

Verificou-se que, sob a influência de banhos de sulfureto de hidrogénio, ocorre uma estimulação acentuada da resposta ao EB. O número de AOCS é de 6975±

403, o que é 9,15 vezes mais elevado do que no controlo. Ao mesmo tempo, o conteúdo total de células vivas, em comparação com o controlo, diminui 7,53 vezes, ou seja, o mesmo que no grupo de ratos tratados com água da torneira.Os dados obtidos indicam a presença de banhos de sulfureto de hidrogénio com propriedades imunoestimulantes pronunciadas.

O cálculo de COA por 1 milhão de células em ratos tratados com banhos de sulfureto de hidrogénio deu os seguintes resultados (Fig. 3.1). No grupo de controlo, o número

O AOC era de 4,5±0,6. Sob a influência de banhos com água da torneira, o número de AOC por 1 milhão de células aumentou significativamente 1,72 vezes. No grupo de ratos tratados com banhos de sulfureto de hidrogénio, o número de ACS por 1 milhão de células aumentou para 59,2±0,8, o que é 13,2 vezes superior ao controlo. Uma estimulação mais pronunciada do COA por 1 milhão de células do que quando calculada para todo o baço é explicada por uma diminuição da capacidade celular total do baço.

Assim, a balneoterapia com água de sulfureto de hidrogénio tem um efeito estimulante pronunciado sobre a produção de AOC no baço de ratinhos imunizados.

O quadro 3.4 e a figura 3.2 resumem os dados relativos ao estudo do efeito dos banhos de iodo e bromo na resposta imunitária primária dos ratos à EB. Como se pode ver nos quadros 3.4. sob a influência da água iodobrómica, a celularidade total do baço diminui 1,85 vezes. Ao mesmo tempo, regista-se um aumento da produção de anticorpos contra a EB. O número de AOCS no baço é de 3313±269,2, o que é 4,34 vezes superior ao do controlo.

Ao calcular o AOC por 1 milhão de células do baço (Fig. 3.2), verificou-se que o seu nível aumentou 7,53 vezes e ascendeu a 33,9 ± 2,1.

A comparação dos dois tipos de banhos indica uma atividade hemo e imunoestimulante mais acentuada dos banhos de sulfureto de hidrogénio em relação aos banhos de bromo e iodo. Obviamente, este facto deve-se, para além das diferenças de composição química das águas utilizadas, à diferente sensibilidade dos animais a uma ou outra balneoterapia.

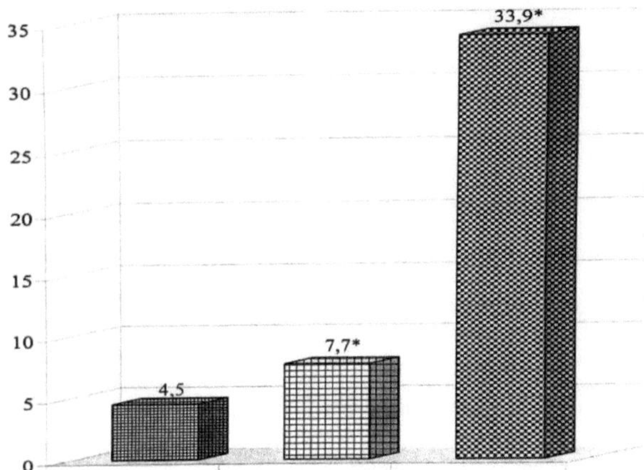

Fig. 3.2. Efeito dos banhos de iodo-bromo no número de AOCS por 1 milhão de células em ratinhos

Table 3.4

O efeito dos banhos de iodo-bromo na resposta imunitária aos eritrócitos de carneiro em ratos

#№	Grupo	O número de células com núcleo na aldeia-zenka x10^6	ИС	O número de anticorpos-células forma-doras na aldeia-zenka x10^6	ИС	Número de ratos
1	Controlo	180,0±10,2		762,5±61,8		8
2	Água da torneira	122,3±8,4^А	-1,47	950,0±70,7	+ 1,25	8
3	Água iodobromada	97,1±3,0^{ЛБ}	-1,85	3313±269^{АБ}	+4,34	8

Nota*: IS é o índice de relação (com o controlo), A - fiável para o grupo 1, B - fiável para o grupo 2, C -

À mesma temperatura, a estimulação da hemo e da imunopoiese alterna provavelmente através da irritação dos receptores cutâneos, cujo sinal passa através do sistema nervoso para os órgãos internos. A possibilidade de estimulação devido à inalação de substâncias biologicamente activas contidas na água também é possível.

Assim, pode concluir-se que a balneoterapia com água sulfurosa e iodobromada é um fator físico bastante eficaz, capaz de melhorar as funções dos sistemas hematopoiético e imunitário do organismo.

3.2. Efeito dos banhos de sulfureto de hidrogénio, de iodo-bromo e de areia na imunogénese dos frangos

Esta série de experiências foi realizada com base no ramo de Termez

Instituto de Investigação de Reabilitação Médica e Fisioterapia. Nas experiências, foram utilizadas galinhas com 7-10 dias de idade, que foram imunizadas intraperitonealmente com EB numa dose de 10^8 . No 4º dia, foi determinado o número de AOCS no baço. No 2º e 3º dias após a imunização, foi efectuada balneoterapia durante 10 minutos. Os frangos foram divididos em 3 grupos. O primeiro recebeu apenas EB. O segundo encheu o banho com água da torneira normal a uma temperatura de +36 °C. O terceiro recebeu balneoterapia com água de sulfureto de hidrogénio ou água iodobromada.

Como se pode ver na Tabela 3.5, forma-se uma média de 142,0±16,5 AOC no baço dos frangos do grupo de controlo. O tratamento das galinhas com água da torneira não alterou a resposta do organismo à EB. O número de AOCS que apresentaram foi de 153,3±16,9, o que é 1,08 vezes superior ao do controlo (P>0,05).

Em galinhas, bem como em ratos, ocorre um aumento na produção de anticorpos sob a influência de banhos de sulfureto de hidrogénio. O número de AOCS no baço aumenta 6,2 vezes e atinge 878,0 ±75,4.

Os dados obtidos indicam uma elevada atividade imunoestimulante da água de sulfureto de hidrogénio. É necessário prestar atenção ao seguinte facto. Ao realizar testes em ratos, verificou-se que os banhos de sulfureto de hidrogénio contribuem para uma diminuição da celularidade total do baço (Quadro 3.3). No entanto, as galinhas têm uma bola - a neoterapia com água de sulfureto de hidrogénio leva a um aumento da capacidade celular total do baço. O número de IACS é de 28,0±1,9-109 /ml, o que é 1,93 vezes superior ao do controlo. Por outras palavras, sob a influência de banhos de sulfureto de hidrogénio no baço de galinhas, a função não só de imunocompetentes, mas também de outros tipos de células é estimulada.

O cálculo do número de AOCS por 1 milhão de esplenócitos deu os seguintes resultados (Fig. 3.3). Sob a influência da água da torneira, este indicador não se alterou. Quando as galinhas são tratadas com água com sulfureto de hidrogénio, o número de AOCS por 1 milhão de células aumenta para o nível de 34,2 ± 5,4, que é 3,5 vezes superior ao controlo.

Um aumento maior do COA em I milhão de células do que o calculado para todo o baço está associado a um aumento do conteúdo total de células do baço.

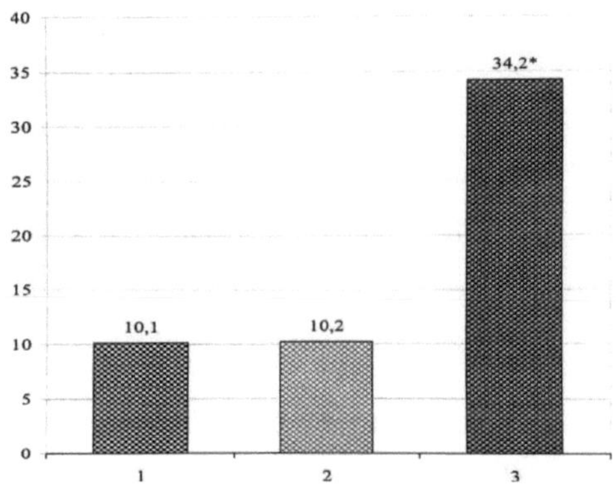

Figura-3.3. O efeito dos banhos de sulfureto de hidrogénio no número de AOCS por 1 milhão de células em galinhas.

Tabela 3.5.

Efeito dos banhos de sulfureto de hidrogénio na resposta imunitária a eritrócitos de ovinos em galinhas

#№	№	Grupo	O número de nucleótidos células na aldeiazex 10^6	ИС	O número de células formadoras de anticorpos na aldeia- zenku x 10^6	ИС	Número de ratos
1	1	Controlo	14,5+0,6		142,0+16,5		10
2	2	Água da torneira	15,1 ±0,6	+1,04	153,3+16,9	+1,08	6
3	3	Água com sulfureto de hidrogénio	28,0±2,7^{ЛБ}	+1,93	880,0+75,2^{ЛБ}	+6,2	10

Nota*: IS é o índice de rácio (para controlo), A - fiável para o grupo 1, B - fiável para o grupo 2, C - fiável para o grupo 3

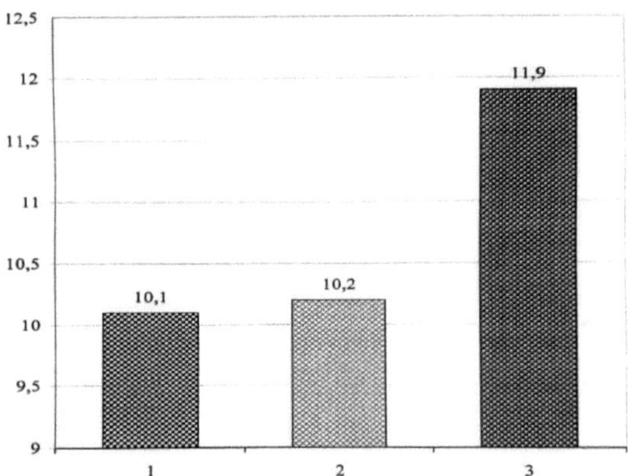

Figura 3.4. Efeito dos banhos de iodo-bromo no número de AOCS por 1 milhão de células em galinhas

Os dados obtidos indicam que os banhos de sulfureto de hidrogénio promovem a estimulação de reacções imunológicas não só em ratos mas também em galinhas.

A fase seguinte das experiências foi o estudo das propriedades imuno-estimulantes dos banhos de iodo e bromo em frangos (Quadro 3.6). Verificou-se que, sob a influência dos banhos de iodo e bromo, o número total de AOC no baço, em comparação com o controlo, aumenta 3,15 vezes e atinge 448,0±42,3. Este indicador é 3 vezes inferior aos valores obtidos durante a balneoterapia de frangos com água de sulfureto de hidrogénio.

Ao mesmo tempo, a água iodobromada revelou-se mais eficaz em relação à integridade celular global do baço do que a água de sulfureto de hidrogénio. O número de JASKS foi igual a 40,3±2,7, o que é 2,8 vezes superior ao nível de controlo. Isto indica que a água com iodo e bromo, para além de estimular os processos imunológicos, aumenta as propriedades proliferativas dos elementos celulares do baço.

Ao calcular o COA por 1 milhão de células do baço, não foram encontradas alterações estatisticamente significativas quando se utilizaram banhos de iodo e bromo em comparação com o controlo e a utilização de água da torneira (Fig. 3.4).

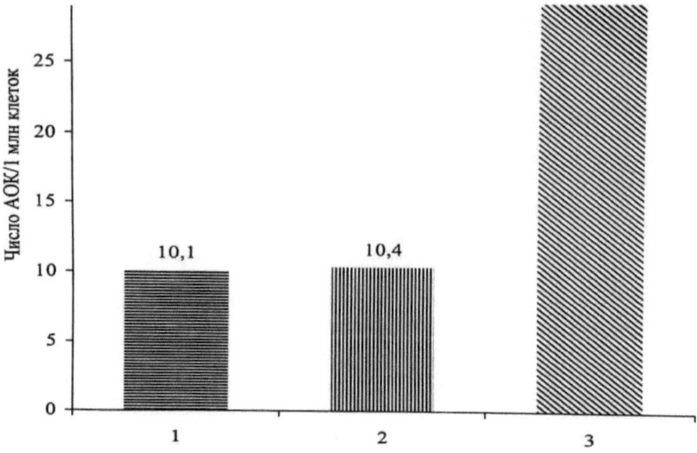

Figura-3.4. O efeito dos banhos de iodo-bromo no número de AOCS por 1 milhão de células em galinhas

Se no controlo o índice de AOC por 1 milhão de células era igual a 10,1 ± 1,1, então no grupo de frangos que recebeu um banho de iodo e bromo aumentou de forma não fiável 1,21 vezes (11,9 ± 1,8).

Com base nos dados obtidos, pode concluir-se que os banhos de sulfureto de hidrogénio e de bromo iodado têm propriedades imunopotenciadoras durante a balneoterapia dos frangos. A análise comparativa mostrou que a atividade estimulante dos banhos minerais é mais pronunciada nos ratos do que nas galinhas.

Durante a balneoterapia, o corpo, para além dos efeitos térmicos, pode receber várias substâncias através da superfície da pele. Penetrando através dos espaços intercelulares, chegando à linfa e ao sangue, as substâncias biologicamente activas têm um efeito sobre as funções de vários órgãos.

Realizámos estudos em que o único fator que afecta o corpo é a temperatura, nomeadamente banhos de areia. Para este efeito, as galinhas foram imunizadas com EB numa dose de 108 e, no 4º ao 8º dia, foi determinado o número de AOC no baço. Os banhos de areia foram efectuados no 2º dia após a imunização durante 6 minutos e no 3º dia durante 5 minutos a uma temperatura de 55-60°. As galinhas foram divididas em 3 grupos. O primeiro grupo, o controlo, recebeu apenas EB.

Tabela 3.7.

Efeito dos banhos de areia na resposta imunitária a eritrócitos de ovinos em chicanas

#№	Grupo	O número de células que contêm o núcleo por célula 10^6	ИС	O número de anticorpos que perfuram Células na aldeia	ИС	Número de galinhas
1	Controlo	14,5±0,6		142,0±16,5		10
2	Banho aéreo	15,5±0,5	+ 1,07	160,0±9,4	+ 1,13	9
3	Banho de areia	26,4±3,0[АБ]	+ 1,82	705,0±65,0[АБ]	+5,0	8

Nota: IS é o índice do rácio, E - significativamente para o primeiro grupo, Foi - é fiável para o segundo grupo.
Nota*. 1 - controlo, 2 - banho de ar, 3 - banho de areia - fiável para o controlo (P<0,05)

O segundo grupo recebeu banhos de ar no dia 2nd (6 minutos) e no dia 3rd (5 minutos). O terceiro grupo (o principal) recebeu banhos de areia. Os resultados são apresentados na Tabela 3.7. Como se pode ver nesta tabela, os frangos que receberam banhos de ar têm 160,0±2,4 formados no baço

Obtiveram-se resultados interessantes na nomeação de banhos de areia. Verificou-se que a ingestão de 2 vezes de banhos de areia provoca um aumento acentuado de AOC no baço de galinhas imunizadas. O seu número é de 705,0±65,0, o que é 5 vezes mais elevado do que no controlo.

De acordo com este indicador de imunização, a atividade emuladora dos banhos de areia aproxima-se do sulfureto de hidrogénio

O cálculo da celularidade do baço revelou algumas alterações. No grupo das galinhas que receberam banhos de areia, o número de ovos foi de 26,4±2,4-106, ou seja, 1,82 vezes (P<0,05) superior ao do controlo.

Os dados obtidos indicam que, nas galinhas, ao contrário dos ratos, os banhos de sulfureto de hidrogénio, de iodo e de bromo e de areia aumentam a capacidade global celular do baço.

Os nossos dados provam que não só o sulfureto de hidrogénio e a iodobromina, mas também os banhos de areia podem ter um efeito benéfico no sistema imunológico do organismo, potenciando a resposta a estímulos antigénicos.

Os resultados obtidos podem constituir a base para o desenvolvimento de medidas de imunorreabilitação utilizando a balneoterapia e a psammot-erapia para várias condições patológicas acompanhadas de perturbações no funcionamento normal do sistema imunitário.

3.3. Efeito dos banhos de sulfureto de hidrogénio e de iodo-bromo na função desintoxicante do fígado

É sabido que o fígado desempenha uma série de funções no organismo: biliar, de síntese de proteínas e de desintoxicação, realizadas através do sistema de monooxigenase do fígado. Por outro lado,

Existe uma relação estreita entre o sistema imunitário e o sistema monooxigenase. Um aumento da atividade de um dos sistemas leva a um enfraquecimento da função do outro sistema.

Por conseguinte, é de grande interesse teórico estudar a questão do efeito que a balneoterapia pode ter sobre a função desintoxicante do fígado. Para o efeito, foi prescrita aos ratos uma balneoterapia no 1º e no 2ond dia durante 10 e 15 minutos, respetivamente. No 3rd dia, foi-lhes injetado hexenal e a duração do sono foi determinada. Os resultados das investigações são apresentados na Tabela 3.8.

Quadro 3.8

#№	Grupo	Duração do sono hexenal (min)	ИС	Número de ratos
1	Controlo	51,3±2,2		6
2	Água da torneira	49,5±2,2	-1,04	6
3	Água com sulfureto de hidrogénio	23,8±1,4^{АБ}	-2,16	6
4	Água de iodobromo	27,5±1,3^{АБ}	-1,87	6

Nota*: IS é o índice de rácio, A é fiável para o primeiro grupo, B é fiável para o segundo grupo

Como se pode ver na Tabela 3.8, em ratos intactos, a duração média do sono normal é de 51,3±2,2 minutos. Num grupo de ratinhos que receberam banhos com água da torneira, a duração do sono hexenal não se alterou (49,5±2,2 min). Isto indica que não há efeito dos tratamentos com água na função desintoxicante do fígado.

Num grupo de ratos tratados com balneoterapia com sulfureto de hidrogénio, a duração do sono hexenal foi de 23,8±1,4 minutos, ou seja, 2,16 vezes menos do que no controlo. Isto indica que sob a influência da água sulfurosa, a função desintoxicante do fígado foi estimulada, como resultado do qual o hexenal é metabolizado mais rapidamente no fígado e a duração do sono é encurtada.

Sob a influência dos banhos de iodo e bromo, a função metabólica do fígado também aumentou. Nos ratos deste grupo, a duração das horas de sono, em comparação com o controlo, diminuiu 1,87 vezes e ascendeu a $27,5 \pm 1,3$ minutos.

Assim, com base nos dados obtidos, é possível concluir sobre a capacidade dos banhos de sulfureto de hidrogénio e de iodo-bromo para estimular a função desintoxicante do fígado. Os dados obtidos indicam os efeitos multidireccionais da balneoterapia no organismo. Tendo em conta os dados acima referidos, pode afirmar-se que os banhos de sulfureto de hidrogénio e de iodo-bromo têm um efeito positivo sobre a hematopoiese, a reatividade imunológica e a função desintoxicante do fígado.

Capítulo 4. O EFEITO DOS BANHOS DE SULFURETO DE HI-DROGÉNIO E DE IODO-BROMO NOS PARÂMETROS HEMATO-LÓGICOS E IMUNOLÓGICOS EM CONDIÇÕES DE IMUNO-DEFICIÊNCIA SECUNDÁRIA

4.1. Hepatite tóxica

Nas experiências acima referidas, foi demonstrado que os banhos de sulfureto de hidrogénio e de iodo-bromo estimulam a hematopoiese e o sistema imunitário em animais com um sistema imunitário completo. Por isso, é interessante estudar os efeitos da balneoterapia sobre os parâmetros hematológicos e imunológicos nas condições de formação de condições de imunodeficiência.

Um dos modelos de imunodeficiência amplamente utilizados é a hepatite acutetóxica, na qual o sistema imunitário é perturbado, inibindo a capacidade do organismo de responder adequadamente às subestações antigénicas.

Utilizando um modelo de hepatite tóxica provocada pela administração de tetracloreto de carbono ($CC1_4$) a ratinhos, estudámos o efeito do sulfureto de hidrogénio e da água iodobromada sobre os parâmetros hematológicos e imunológicos do organismo. Os resultados das experiências para estudar o efeito da balneoterapia sobre os parâmetros hematológicos são apresentados na Tabela 4.1.

Verificou-se que os ratos com hepatite têm uma diminuição do número de eritrócitos e leucócitos no sangue periférico. Assim, o número de eritrócitos diminui 1,6 vezes (5,3± 0,2-109/ml) em relação a um controlo de 8,5± 0,3-109/ml. Foi encontrada uma diminuição ainda mais acentuada nos glóbulos brancos. O número de leucócitos de 8,4± 0,2-106/ml (controlo) diminui para 4,1± 0,1-106/ml, ou seja, a diferença é de 2,05 vezes.

Quadro 4.1.

O efeito dos banhos de sulfureto de hidrogénio e de iodo-bromo na hematopoiese de ratinhos com hepatite tóxica aguda

№	Grupo	Tipo de banho	Número de eritrócitos 10^9 /мл	ИС	Número de leucócitos x 10^6 /мл	ИС	Número de ratos
1	Controlo	-	8,5±0,3		8,4±0,2		5
2	Hepatite	-	5,3±0,2^А	-0,60	4,1±0,1^А	-2,05	6
3	Hepatite	Água da torneira	5,8±0,3^А	+ 1,09	4,7±0,1^{АБ}	+1,15	6
4	Hepatite	Água com sulfureto de hidrogénio	7,9±0,2^{ББ}	+ 1,49	7,0±0,2^{АББ}	+1,71	6
55	Hepatite	Água iodobromada	7,6±0,2^{АББ}	+ 1,43	6,5±0,2^{АББ}	+ 1,59	6

Nota*: IS - índice de rácio, (-) - em relação ao primeiro grupo, (+) - em relação ao segundo grupo; A - de forma fiável para o primeiro grupo, B - de forma fiável para o segundo grupo, C - de forma fiável para o terceiro grupo

Num grupo de ratos tratados com balneoterapia com água da torneira comum a uma temperatura de +36°C, o número de glóbulos vermelhos não se alterou significativamente em comparação com os animais que não receberam tratamentos com água. Paralelamente, o número de leucócitos aumentou 1,15 vezes (P<0,05).

Foram encontradas alterações significativas nos parâmetros hematológicos em ratos com hepatite que receberam balneoterapia com água de sulfureto de hidrogénio.

O número de eritrócitos no seu sangue periférico foi de 7,9±0,2-109/ml, o que é 1,49 vezes mais elevado do que no grupo de ratinhos com hepatite. Foi observada uma estimulação mais pronunciada na contagem de leucócitos. O seu nível aumentou 1,71 vezes e atingiu 7,0±0,2-109/ml. Ao mesmo tempo, o nível de eritrócitos e leucócitos em ratos tratados com banhos de hidrogénio permaneceu significativamente mais baixo do que os valores dos parâmetros de controlo. A balneoterapia com água de bromo e iodo também contribuiu para a restauração dos parâmetros hematológicos em ratos com hepatite. O número de glóbulos vermelhos aumentou 1,43 vezes (7,6±0,2-109/ml) e o número de glóbulos brancos aumentou 1,59 vezes (6,5±0,2-106/ml). Como se pode verificar pelos dados obtidos, os banhos de sulfureto de hidrogénio foram mais activos em relação aos parâmetros hematológicos do que os banhos de iodo-bromo.

Com base nos dados obtidos, pode concluir-se que a capacidade dos banhos de sulfureto de hidrogénio e de iodo-bromo para restabelecer, em certa medida, parâmetros hematológicos reduzidos em ratos com hepatite tóxica.

Um indicador importante que reflecte o estado do sistema imunitário é a celularidade de um determinado órgão imunitário. As alterações dos indicadores quantitativos podem também indicar perturbações funcionais nos órgãos centrais e periféricos da imunidade. O quadro 4.2 mostra os resultados do cálculo do conteúdo celular total no órgão central do sistema imunitário, no timo, bem como nos órgãos secundários da imunidade.

Table 4.2.

Efeito dos banhos de sulfureto de hidrogénio e de iodo-bromo na celularidade global do timo e dos gânglios linfáticos mesentéricos
em ratinhos com hepatite tóxica aguda

41

№	Grupo	Tipo de banho	Celularidade do timo xЮ⁶	ИС	Celularidade dos gânglios linfáticos x 10^6	ИС	Número de ratos
1	Controlo	-	79,6±3,1		47,2±1,7		5
2	Hepatite	-	47,0±1,5ᴬ	-1,69	23,3±1,3ᴬ	-2,03	6
3	Hepatite	Água da torneira	48,2±1,4ᴬ	+ 1,03	24,0±1,3ᴬ	+1,03	6
4	Hepatite	Água com sulfureto de hidrogénio	72,7±2,3ᴮᴮ	+1,55	33,5±1,9ᴬᴮᴮ	+ 1,43	6
55	Hepatite	Água iodobromada	65,3±2,1ᴬᴮᴮᴦ	+ 1,39	3 1,2±1,7ᴬᴮᴮ	+1,33	6

Nota*: IS - índice de rácio, (-) - em relação ao primeiro grupo, (+) - em relação ao segundo grupo; A - de forma fiável para o primeiro grupo, B - de forma fiável para o segundo grupo, C - de forma fiável para o terceiro grupo, D - de forma fiável para o quarto grupo.

Sabe-se que os gânglios linfáticos contêm as células imunocompetentes mais maduras que desempenham várias funções.

Como se pode ver na Tabela 4.2, a celularidade total do timo nos ratos do grupo de controlo é de 79,6±3,1-106/ml, e a dos gânglios linfáticos é de 47,2±1,7-106. O veneno de Hepatoprop (CCC) causa depressão não só da função hepática, mas também afecta negativamente o sistema imunitário. Em ratinhos com hepatite, a celularidade do timo é de 47,0±1,5-106, o que é 1,69 vezes inferior à do controlo.

Verificou-se uma diminuição de duas vezes na capacidade celular dos gânglios linfáticos23,3±1,3-106.

Assim, durante o desenvolvimento da hepatite tóxica aguda, o número de células imunocompetentes nos órgãos centrais e periféricos da imunidade diminui ao mesmo tempo.

Num grupo de ratos que receberam banhos com água da torneira normal, não foram encontradas alterações significativas nos parâmetros celulares do timo e dos gânglios linfáticos.

Se os animais com hepatite forem submetidos a balneoterapia com água de sulfureto de hidrogénio, a capacidade celular total do timo aumenta 1,55 vezes e é de 72,7±2,3-106. Este indicador não difere significativamente do dos ratos com relógio yin. Por outras palavras, os banhos de sulfureto de hidrogénio contribuem para a restauração completa da composição celular do timo.

No mesmo grupo, a contagem total de células dos gânglios linfáticos foi de 33,5±1,9-106, ou seja, 1,43 vezes mais elevada do que no grupo de ratinhos com hepatite que não receberam tratamento com água. No entanto, este indicador foi significativamente mais baixo do que nos ratinhos intactos.

Sob a influência da água iodobromada, o conteúdo celular total do timo aumentou 1,39 vezes para o nível de 65,3±2,1-106. Este indicador foi significativamente mais baixo do que no grupo de controlo e no grupo de ratos tratados com banhos de sulfureto de hidrogénio.

O cálculo da capacidade celular total dos gânglios linfáticos mostrou que o seu nível aumentou 1,33 vezes (31,2±1,7-106), ou seja, para os valores obtidos em animais sob a influência de banhos de sulfureto de hidrogénio.

Os dados obtidos indicam a capacidade da balneoterapia para normalizar a celularidade do timo e dos gânglios linfáticos em ratos com hepatite tóxica. Ao mesmo tempo, os banhos de sulfureto de hidrogénio contribuem para a restauração completa da composição celular do timo. Em termos de atividade citoestimulante, os banhos de sulfureto de hidrogénio são superiores aos banhos de iodo e bromo.

No futuro, realizámos uma investigação sobre o efeito da balneoterapia na capacidade de resposta de ratinhos com hepatite tóxica a um estímulo antigénico (Quadro 4.3). Durante o desenvolvimento da hepatite, verifica-se um enfraquecimento acentuado da reatividade imunitária do organismo. Se o número de AOCS no grupo de controlo for de 4240±329, então nos ratos com hepatite o seu nível diminui 4,75 vezes e atinge 892,0±85,1.

Nos ratos que receberam um banho com água da torneira normal, não se verificaram alterações significativas no estado imunitário. A balneoterapia com água de sulfureto de hidrogénio estimulou a resposta imunitária ao EB em 4,44 vezes (3958±339 AOC). Por outras palavras, ocorreu uma normalização completa da resposta imunológica ao EB. Resultados semelhantes foram encontrados na nomeação de banhos de iodo e bromo.

O número de AOCS no baço foi de 3.558±336,3, o que é 4 vezes mais elevado em comparação com o grupo que não recebeu balneoterapia. Isto leva a concluir que os banhos de sulfureto de hidrogénio e de bromo iodado contribuem para o restabelecimento completo da génese de anticorpos em ratos com hepatite tóxica aguda.

A Tabela 4.3 mostra que, em ratinhos com hepatite, o conteúdo total de células do baço diminui 1,28 vezes (P<0,05) (I65,9±7,3-106 - controlo, 129,8+3,1'10 - hepatite). Sob a influência da água da torneira normal, a celularidade do baço não se alterou.

Table 4.3.

O efeito dos banhos de sulfureto de hidrogénio e de iodo-bromo na imunogénese de ratinhos com hepatite tóxica aguda

#Nº	Grupo	Os tipos de banho	Número de núcleos Células por baçox 10^6	ИС	Número de células formadoras de anticorpos por baço	ИС	Número de ratos
1	Controlo	-	165,9±7,1		4240±329		5
2	Hepatite	-	129,8±3,1[A]	-1,28	891,7±85,1[A]	-4,75	6
3	Hepatite	Água da torneira	135,9±3,9[A]	+ 1,05	1042±83,1[A]	+ 1,17	6
4	Hepatite	Água com sulfureto de hidrogénio	161,6±4,3[БB]	+ 1,24	3958±339[БB]	+4,44	6
5	Hepatite	Água iodobromada	164,9±5,3[БB]	+ 1,27	3558±336,3[БB]	+4,0	6

Nota*: IS é o índice de rácio, (-) - em relação ao primeiro grupo, (+) - em relação ao segundo grupo; A - de forma fiável para o primeiro grupo, B - de forma fiável para o segundo grupo, C - de forma fiável para o terceiro grupo.

A realização de balneoterapia com banhos de sulfureto de hidrogénio e de iodobromo contribui para o restabelecimento completo da integridade celular global do baço em doentes com hepatite. Com base nos dados obtidos, pode concluir-se que o sulfureto de hidrogénio e a água iodobromada contribuem para a normalização da imunogénese e da celularidade total do baço de ratos com imunodeficiência secundária induzida pelo veneno hepatotrópico.

A figura 4.1 mostra os dados sobre o cálculo de AOC por 1 milhão de plenócitos em ratos com hepatite tóxica que receberam águas de minas de balneoterapia-mineral. No grupo de controlo, o número de AOCS é de 25,5

± 1,4, e nos doentes com hepatite - 6,9 ± 0,7, ou seja, a resposta imunitária diminui 3,7 vezes.

Não se registaram alterações significativas no nível de AOC sob a influência da água da torneira.

Nos ratos com hepatite tratados com banhos de sulfureto de hidrogénio, o número de AOCS por 1 milhão de células aumentou 3,58 vezes e ascendeu a 24,7 ±2,4. Este indicador corresponde aos valores normativos. Sob a influência de banhos de iodo e bromo, a formação de anticorpos no baço aumentou 3,13 vezes (21,6 ± 1,9 AOC).

Assim, ao calcular o COA por 1 milhão de células do baço, obtiveram-se os seguintes resultados - dados semelhantes aos do cálculo do COA para todo o baço.

Os resultados da investigação apresentados nesta secção indicam a capacidade dos banhos de sulfureto de hidrogénio e de iodo-bromo para estimular a hematopoiese, aumentar a composição celular dos órgãos centrais e periféricos do sistema imunitário e restabelecer a reatividade imunológica em ratos com hepatite tóxica aguda.

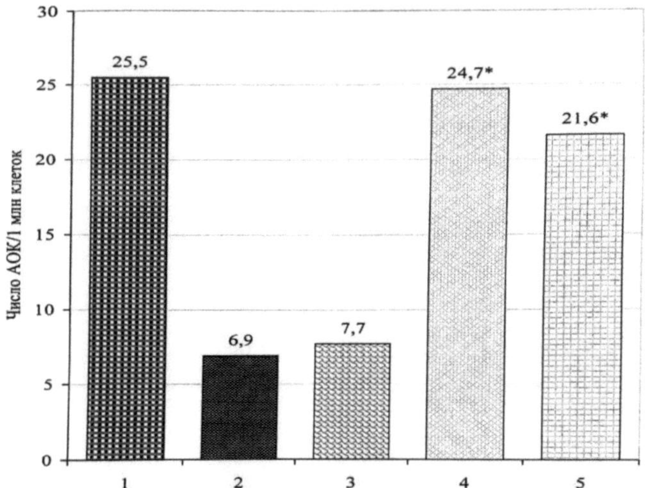

Nota: 1 - controlo, 2 - hepatite, 3 - hepatite+água da torneira, 4 - hepatite+água com sulfureto de hidrogénio, 5 - hepatite+água com brometo de hidrogénio, * - significativamente para o segundo grupo

Fig. 4.1. Efeito dos banhos de sulfureto de hidrogénio e de iodo-bromo no número de janelas de 1 milhão de células em ratinhos com hepatite tóxica aguda

4.2. Imunossupressão com Imuran

A imunodeficiência secundária pode ser causada em animais pela administração do imunossupressor imuran, que é amplamente utilizado em transplantes para suprimir as reacções imunitárias no recetor.

Na primeira série de experiências, foi estudado o efeito da balneoterapia nos parâmetros hematológicos dos ratos imunodeprimidos (quadro 4.4). Como se pode ver neste quadro, nos ratos do grupo de controlo, o número de eritrócitos é de 7,0±0,2-109/ml e o número de leucócitos é de 7,2±0,2-106/ml.

O tratamento dos animais com imuran não afectou o nível de glóbulos vermelhos, mas diminuiu o número de leucócitos no sangue periférico em 1,85 vezes (3,9±0,1-106/ml).

No grupo de ratinhos tratados com banhos de água da torneira, o número de glóbulos vermelhos não se alterou e o nível de glóbulos brancos aumentou para 4,4±0,1-106/ml.

Verificaram-se alterações significativas nos parâmetros hematológicos durante a balneoterapia com sulfureto de hidrogénio e água iodobrómica em ratos imunodeficientes, nos quais, sob a influência dos banhos de sulfureto de hidrogénio, o nível de eritrócitos aumentou para 8,6 ± 0,2-109/ml, o que é 1,3 vezes mais elevado em comparação com o grupo que recebeu apenas imuran. Um aumento ainda maior do volume-

É visível na contagem dos leucócitos. O seu nível aumentou 1,62 vezes em comparação com os animais que não receberam balneoterapia. A estimulação da hematopoiese também foi detectada durante a balneoterapia com água de bromo e iodo. O número de glóbulos vermelhos aumentou 1,2 vezes e o número de glóbulos brancos aumentou 1,44 vezes. Em termos de atividade hemoestimulante, a água iodobromada é inferior à água sulfatada com hidrogénio.

Table 4.4.

O efeito dos banhos de sulfureto de hidrogénio e de iodo-bromo nos parâmetros hematológicos de ratinhos tratados com imurano

#№	Grupo	Tipo de banho	Número de eritrócitos x 10^9 /мл	ИС	Número de leucócitos x 10^6 /мл	ИС	Número de ratos
1	Controlo	-	7,0±0,2		7,2±0,2		6
2	Imuran	-	6,6±0,2	-1,06	3,9±0,1 [A]	-1,85	6

3	Imuran	Água da torneira	$7,2\pm0,2$	+ 1,09	$4,410,1^{\wedge}$	+1,13	6
4	Imuran	Água com sulfureto de hidrogénio	$8,6\pm0,2^{АБВ}$	+ 1,30	$6,310,2^{\wedge}$	+1,62	6
5	Imuran	Água iodobromada	$7,9\pm0,2^{АБВГ}$	+ 1,20	$5,6\pm0,2^{АБВГ}$	+ 1,44	6

Nota: IS - índice de rácio, (-) - em relação ao primeiro grupo, (+) - em relação ao segundo grupo; A - fiável para o primeiro grupo, B - fiável para o segundo grupo, C - fiável para o terceiro grupo, D - fiável para o quarto grupo

Os dados obtidos indicam que a balneoterapia contribui para o aumento do nível de eritrócitos e de leucócitos no sangue periférico dos ratinhos tratados com imuran. Realizámos estudos sobre a celularidade do timo e dos gânglios linfáticos dos ratinhos tratados com imuran e com balneoterapia com água sulfurosa e iodobromada (quadro 4.5).

Como se pode ver na tabela, no grupo de controlo o número de células no timo era de $82,0\pm2,3$-106, e nos gânglios linfáticos mesentéricos - $51,8\pm I,6$-106.O tratamento dos ratos com imurano levou a uma diminuição acentuada das células no timo.O seu número era de $43,8\pm1,6$-106, o que é 1,87 vezes inferior ao do controlo.A composição celular dos gânglios linfáticos diminuiu 1,56 vezes ($33,2\pm1,2$-106). No grupo de animais que receberam banhos com água da torneira, não se verificaram alterações significativas na celularidade total do timo e a celularidade dos gânglios linfáticos aumentou 1,15 vezes ($P<0,05$).Sob a influência dos banhos de sulfureto de hidrogénio, a celularidade do timo aumentou 1,6 vezes em comparação com o grupo de ratinhos tratados apenas com imuran ($70,0\pm2,4$-106.) No entanto, este indicador foi significativamente inferior ao dos animais de relógio. Ao mesmo tempo, os banhos de sulfureto de hidrogénio contribuíram para a restauração completa da capacidade celular total dos gânglios linfáticos. O seu nível aumentou 1,51 vezes e atingiu os valores de controlo.

Durante os banhos de iodo e bromo, verificou-se um efeito positivo pronunciado na composição celular do timo e dos gânglios linfáticos, tendo o número de células do timo aumentado 1,55 vezes (67,7±2,3-106) e o dos gânglios linfáticos 1,45 vezes (48,0±1,8-106). Ao mesmo tempo, a celularidade do timo não atingiu o nível de controlo, e a celularidade total dos gânglios linfáticos foi completamente normalizada.

Table 4.5

Efeito dos banhos de sulfureto de hidrogénio e de iodo-bromo na celularidade global do timo e dos gânglios linfáticos mesentéricos de ratinhos tratados com imurano

#№	Grupo	Tipo de banho	Thimus cillular-ityx 10^6	ИС	Celularidade dos gânglios linfáticos x 10^6	ИС	Número de ratos
1	Controlo	-	82,0±2,3		51,8±1,6		6
2	Imuran	-	43,8±1,6^А^	-1,87	33,2±1,2^АБ^	-1,56	6
3	Imuran	Água da torneira	47,0±2,2^А^	+ 1,07	38,211,5^^^	+1,15	6
4	Imuran	Água com sulfureto de hidrogénio	70,0±2,4^АБВ^	+ 1,60	50,0±1,8^ББ^	+ 1,51	6
5	Imuran	Água iodo-bromada	67,7±2,4^АБВ^	+ 1,55	48,0±1,8^ББ^	+ 1,45	6

Os dados obtidos indicam a capacidade da balneoterapia para afetar positivamente a composição celular suprimida do timo e dos gânglios linfáticos em ratos imunosuprimidos com imuran.

A etapa seguinte consistiu em estudar o estado funcional do sistema imunitário em ratos imunodeprimidos após procedimentos com água (quadro 4.6).

Como se pode ver na Tabela 4.6, 6108±312 AOC são acumulados no baço de ratinhos do grupo de controlo em resposta à imunização com EB. Sob a influência do imuran, a resposta ao estímulo antigénico é fortemente suprimida. Na aldeia-

O zénite é formado por 1750±89,4 AOC, que é 3,5 vezes inferior aos valores de controlo.

A realização de balneoterapia com água da torneira não conduziu a alterações significativas do estado nominal (1892± 92,6 AOK).Verificaram-se alterações positivas do estado imunitário em ratos imunodeficientes durante a balneoterapia com sulfureto de hidrogénio e água de iodo-bromo. Assim, no grupo de animais tratados com banhos de sulfureto de hidrogénio, a resposta imunitária ao EB aumenta 3 vezes (5342±314 AOC). Este indicador não diferiu significativamente do controlo. Verificou-se uma normalização completa da resposta ao EB.

Nos ratos tratados com banhos de iodobromo, o número de AOC no baço foi de 4383±224,6, o que é 2,5 vezes superior ao dos animais que não receberam balneoterapia. Os resultados obtidos indicam que a balneoterapia com água de hidrogénio e iodobromo contribui para um aumento da reatividade imunológica suprimida na imunossupressão com imurano.

Como se pode ver na Tabela 4.6, o imuran inibe não só a imunogénese, mas também a celularidade geral do baço. Se o número de células no controlo era de 139,3±7,4-106, então, sob a influência do imuran, a celularidade do baço aumentou - mas diminuiu 1,2 vezes. Foi estabelecido que os banhos de sulfureto de hidrogénio e de iodo-bromo contribuem para um aumento da celularidade do baço.

O efeito dos banhos de sulfureto de hidrogénio e de iodo-bromo na imunogénese em ratos com imunossupressão
Table4.6

#№	Grupo	Tipo de banho	O número de células nucleadas por baço x 10^6	ИС	o número de células formadoras de anticorpos por baço $x10^6$	ИС	Número de ratos
1	Controlo	-	139,3±7,4		6108±312,0		5
2	Imuran	-	1 16,1±6,9^{А}	-1,20	1750±89,4^{А}	-3,50	6
3	Imuran	Água da torneira	127,1±6,5	+ 1,09	1892±92,6^{А}	+ 1,08	6
4	Imuran	Água com sulfureto de hidrogénio	158,1±6,1^{АБВ}	+ 1,36	5342±314,0^{БВ}	+3,05	6
5	Imuran	Água iodobromada	150,^5,3^	+ 1,29	4383±224,6^{АБВГ}	+2,50	6

Nota*: IS - índice de rácio, (-) - em relação ao primeiro grupo, (+) - em relação ao segundo grupo; A - de forma fiável para o primeiro grupo, B - de forma fiável para o segundo grupo, C - de forma fiável para o terceiro grupo, D - de forma fiável para o quarto grupo.

Assim, sob a ação de banhos de sulfureto de hidrogénio, a capacidade celular do baço aumentou 1,36 vezes, e com a utilização de água iodobromada - 1,29 vezes. Estes valores revelaram-se significativamente mais elevados do que os valores de controlo em ratos.

Assim, sob a influência da balneoterapia, não só a génese dos anticorpos é estimulada, mas também a celularidade geral do baço dos ratos imunodeprimidos.

A figura 4.2 mostra dados sobre o cálculo do AOC para 1 milhão de células divididas em ratinhos imunossuprimidos. No controlo, o número de AOCS por 1 milhão de células é de 44,6±3,4 e, nos animais tratados com imuran, de apenas 15,4±1,3, ou seja, a capacidade de resposta diminui 2,9 vezes. No grupo de ratinhos que receberam banhos com água da torneira normal, o nível de AOC não se alterou.

Nos grupos de ratos tratados com banhos de sulfureto de hidrogénio e de bromo iodado, o nível de COA por 1 milhão de células aumentou para 33,9±2,0 e 29,4±1,8, respetivamente. Estes valores são 2,2 vezes e 1,9 vezes mais elevados, respetivamente, do que nos animais imunodeprimidos que não receberam balneoterapia.

Assim, os banhos de sulfureto de hidrogénio e de iodo-bromo estimulam o número de AOCS quando calculados quer para a totalidade do baço quer em termos de I milhões de células. A imunossupressão com imurano não anulou a capacidade de resposta das células imunocompetentes aos efeitos das águas minerais. Tal como na hepatite tóxica aguda, as propriedades de migração, proliferativas, cooperativas e outras das células do sistema imunitário são obviamente estimuladas durante a balneoterapia.

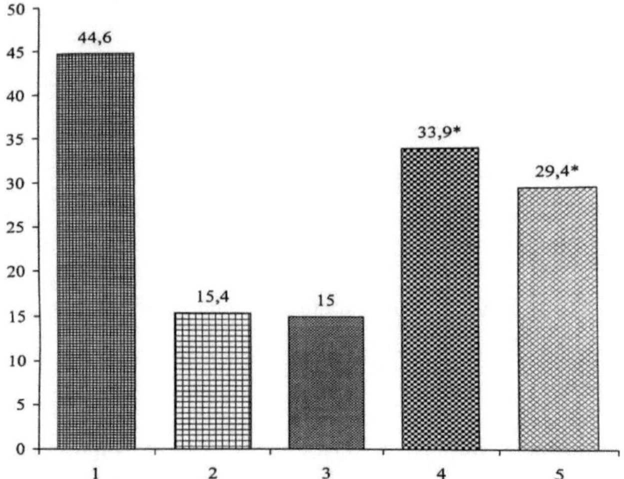

Nota: 1 - controlo, 2 - imuran, 3 - imuran+água da torneira, 4 - imuran+água de sulfureto de hidrogénio, 5 - imuran+água iodobrómica, * - significativamente para o segundo grupo

Fig. 4.2. Efeito dos banhos de sulfureto de hidrogénio e de iodo-bromo no número de AOK por 1 milhão de células em ratinhos tratados com imurano

4.3. Anemia hemolítica

Na última série de experiências, a eficácia dos banhos de sulfureto de hidrogénio e de bromo iodado foi estudada num modelo de anemia hemolítica, em que não só o sistema hematopoiético, mas também o sistema imunitário é perturbado. Como se pode ver no Quadro 4.7, sob a influência do cloridrato de fenil-hidrazina, ocorrem perturbações no germe vermelho e branco da hematopoiese.

O número de eritrócitos, em comparação com o controlo (6,3±0,2-10?/ml), diminuiu 2,52 vezes e ascendeu a 2,5±0,1-109/ml. Foi observada uma diminuição de duas vezes no cálculo dos leucócitos do sangue periférico (7,5±0,2-109/ml - controlo, 3,8±0,1-106/ml - anemia).

Num grupo de ratos tratados com balneoterapia com água da torneira, não se registaram alterações quantitativas nos eritrócitos e leucócitos.

Foram encontradas alterações positivas nos parâmetros hematológicos durante os banhos de sulfureto de hidrogénio e de bromo iodado. Assim, no grupo de animais tratados com banhos de sulfureto de hidrogénio, o nível de glóbulos vermelhos é de 5,1±0,3-109/ml, o que é 2 vezes superior ao dos ratos anémicos. No entanto, este indicador continua a ser significativamente inferior ao do controlo. O número de glóbulos brancos, sob a influência de banhos de sulfureto de hidrogénio, aumentou 1,68 vezes para o nível de 6,4±0,1-106/ml.

Em menor grau, a estimulação da hematopoiese também foi observada durante a balneoterapia com banhos de iodo e bromo. O número de glóbulos vermelhos aumentou 1,52 vezes (3,8±0,2-109/ml) e o número de glóbulos brancos aumentou 1,39 vezes (5,3±0,1-106/ml).

Os dados obtidos indicam a capacidade dos banhos de sulfureto de hidrogénio e de iodo-bromo, até certo ponto, para restaurar as características hematológicas suprimidas na anemia hemolítica.

Table 4.7

O efeito dos banhos de sulfureto de hidrogénio e de iodo-bromo nos parâmetros hematológicos de ratinhos com anemia

#Nº	Grupo	Tipo de banho	Número de eritrócitos x 10^9 /мл	ИС	Número de leucócitos x 10^6 /мл	ИС	Número de ratos
1	Controlo	-	6,3±0,2		7,5±0,2		6
2	Anemia	-	2,5+±0,1^A	-2,52	3,8±0,1^A	-2,0	6
3	Anemia	Água da torneira	2,7±0,1^A	+ 1,08	3,6±0,1^A	+1,0	5

| 4 | Ane-mia | Água com sul-fureto de hi-drogénio | $5,1\pm0,3^{АБВ}$ | +2,04 | $6,4\pm0,1^{АБВ}$ | 1,68 | + | 6 |
| 5 | Ane-mia | Água iodo-bromada | $3,8\pm0,2^{АБВГ}$ | + 1,52 | $5,3\pm0,1^{АБВГ}$ | 1,39 | + | 6 |

Nota: IS - índice de rácio, (-) - em relação ao primeiro grupo, (+) - em relação ao segundo grupo; A - fiável para o primeiro grupo, B - fiável para o segundo grupo, C - fiável para o terceiro grupo, D - fiável para o quarto grupo.

Sob a influência da fenil-hidrazina, não só o sistema hematopoiético é suprimido, mas também o sistema imunitário. Isto é expresso numa diminuição da atividade celular total nos órgãos centrais e periféricos do sistema imunitário (Tabela 4.8). Nos ratinhos do grupo de controlo, a celularidade do timo é de 93,8±2,3-106, e a celularidade do nódulo linfático mesentérico é de 60,0±2,7-106.

Sob a influência da fenil-hidrazina, a celularidade do timo diminui 1,5 vezes (62,0±1,5-106) e a celularidade dos gânglios linfáticos diminui 1,42 vezes (42,3±1,8-106). No grupo de animais anémicos que receberam banhos com água da torneira, os indicadores mantiveram-se nos mesmos níveis. A balneoterapia com água de sulfureto de hidrogénio contribuiu para o aumento do número de células do timo para 89,5±2,36, ou seja, 1,44 vezes mais do que nos doentes anémicos que não receberam tratamentos com água. Por outras palavras, a celularidade do timo recuperou totalmente. No mesmo grupo, o número de células nos gânglios linfáticos aumentou 1,3 vezes (54,8±2,4-106), ou seja, para o nível dos valores de controlo.

Assim, os banhos de sulfureto de hidrogénio restabeleceram completamente a globalidade celular do timo e dos gânglios linfáticos dos ratos anémicos. A estimulação da composição celular do sistema imunitário também foi observada durante a balneoterapia com água de bromo e iodo. O número total de células do timo aumentou para 83,2±2,1 - 106, ou seja, 1,34 vezes mais do que nos ratos anémicos que não receberam tratamento com água. A capacidade celular total dos gânglios linfáticos aumentou 1,2 vezes (50,7±2,1 - 106).

Com base nos dados obtidos, pode concluir-se que os banhos de sulfureto de hidrogénio e de iodo-bromo contribuem para o restabelecimento da capacidade celular total no timo e nos gânglios linfáticos de ratinhos com anemia hemolítica.

Table 4.8.

O efeito dos banhos de sulfureto de hidrogénio e de iodo-bromo na celularidade global do timo e dos gânglios linfáticos mesentéricos em ratos com anemia hemolítica

№ #	Grupo	Tipo de banho	Celularidade do timo x 10^6	ИС	Celularidade dos gânglios linfáticos x 10^6	ИС	Número de ratos
1	Controlo	-	93,8±2,3		60,0±2,7		6
2	Anemia	-	62,0±1,5[Л]	-1,51	42,3±1,8[Л]	-1,42	6
3	Anemia	Água da torneira	64,0±1,8[Л]	+ 1,03	44,2±2,0[Л]	+ 1,04	5
4	Anemia	Água com sulfureto de hidrogénio	89,5±2,3[БВ]	+ 1,44 [В]	54,8±2,4[ь]	+ 1,30	6
5	Anemia	Água iodobromada	83,2±2,1[ЛБВ]	+ 1,34 [В]	50,7±2,1[ЛБ]	+ 1,20	6

Nota*: IS é o índice de rácio, (-) - em relação ao primeiro grupo, (+) - em relação ao segundo grupo; A - de forma fiável para o primeiro grupo, B - de forma fiável para o segundo grupo, C - de forma fiável para o terceiro grupo.

Foi de interesse estudar o efeito dos banhos de sulfureto de hidrogénio e de bromo iodado na resposta imunitária ao EB em ratos com anemia hemolítica. Os resultados destas experiências são apresentados no Quadro 4.9.

Verificou-se que se formaram 4733,0±284,2 AOC no baço de ratinhos do grupo de controlo em resposta à imunização com EB. Durante o desenvolvimento da anemia hemolítica, há uma violação da reatividade imunológica do organismo. A capacidade de resposta ao EB é inibida em 2,5 vezes (1892±117,9 AOC). Isto indica que se forma uma imunodeficiência secundária em animais anémicos.

Não foram encontradas alterações significativas na reatividade imunológica no grupo de ratos tratados com balneoterapia com água da torneira.

Se os animais anémicos forem submetidos a balneoterapia com água de sulfureto de hidrogénio, o número de AOC aumenta 2,42 vezes e ascende a 4575 ± 286,9. Verifica-se um restabelecimento completo da resposta imunitária à EB.

Foi também encontrado um efeito imunoestimulante pronunciado nos banhos de iodo e bromo. Neste grupo, o número de AOCS por baço foi de 3742±236,1, o que é 2 vezes superior ao dos ratinhos que não receberam balneoterapia. Juntamente com

Além disso, este indicador era significativamente mais baixo do que o controlo, ou seja, não foi observada uma restauração completa da génese de anticorpos. No que respeita à celularidade total do baço, não foram encontradas alterações significativas nos grupos comparados. Por outras palavras, a balneoterapia com banhos de sulfureto de hidrogénio e de iodo-bromo estimula seletivamente as funções apenas das células imunocompetentes.

Assim, os resultados obtidos indicam a capacidade dos banhos de enxofre-boro e iodo-bromo para restaurar a reatividade imunológica em ratos com anemia hemolítica. Além disso, a água de sulfureto de hidrogénio tem um efeito imunoestimulante mais pronunciado do que a água iodobromada.

Table 4.9.

O efeito dos banhos de sulfureto de hidrogénio e de iodo-bromo na resposta imunitária aos eritrócitos de carneiro em ratos com anemia

#Nº	Grupo	Tipo de banho	Número de células nucleadas por baço x 10^6	ИC	Número de células formadoras de anticorpos por baço x 10^6	IS	Número de ratos
1	Controlo	Controlo	170,2±9,2		4733±284,2		6
?	Anemia	Anemia	198,6±10,3	1,17 +	1892±117,9[Л]	-2,50	6
3	Anemia	Água da torneira	189,7±10,3	1,11 +	2100±121,4[А]	+ 1,11	5
4	Anemia	Água com sulfureto de hidrogénio	181,0±5,0	1,06 +	4575±286,9[БВ]	+2,42	6
5	Anemia	Água iodo-bromada	186,2±8,7	1,09 +	3742±236,1[АБВГ]	+2,00	6

Nota: IS - índice de rácio, (-) - em relação ao primeiro grupo, (+) - em relação ao segundo grupo; A - fiável para o primeiro grupo, B - fiável para o segundo grupo, C - fiável para o terceiro grupo, D - fiável para o quarto grupo.

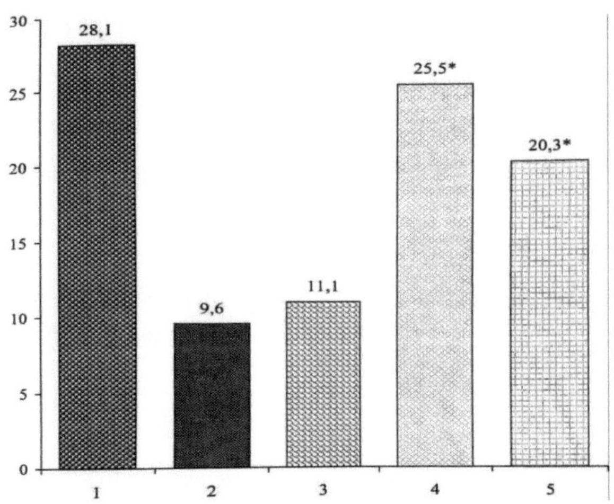

Nota: 1 - controlo, 2 - anemia, 3 - anemia+água da torneira, 4 - anemia+água com
sulfureto de hidrogénio, 5 - anemia+água iodobrómica,* - significativamente para
o segundo grupo

**Fig. 4.3. Efeito dos banhos de sulfureto de hidrogénio e de iodo-
bromo no número de AOK por 1 milhão de células em ratinhos com
anemia**

A figura 4.3 mostra os dados relativos ao cálculo do LOC por 1 milhão
de células em ratos anémicos tratados com balneoterapia. Se o número de
MLCs no controlo era de 28,1 ± 2,1, nos ratos anémicos este indicador
diminuiu 2,93 vezes (9,6 ± 0,6 COA). A profundidade da imunodeficiência
foi mais pronunciada do que quando se calculou o AOC para todo o baço.

Nos ratos tratados com balneoterapia com água da torneira, a resposta
ao EB não se alterou. Se os ratos anémicos forem submetidos a balneoterapia
com água de sulfureto de hidrogénio, o número de AOC aumenta 2,66 vezes
e ascende a 25,5±2,1, ou seja, há uma restauração completa da génese de
anticorpos. Sob a influência dos banhos de iodobromo, a resposta imunitária
aumenta 2,11 vezes (20,3 ± 1,4 AOC), ou seja, é ligeiramente inferior à dos
banhos de sulfureto de hidrogénio. Os dados obtidos indicam que o sulfureto

de hidrogénio e a água iodobromada têm um efeito imunoestimulante pronunciado em ratos com anemia hemolítica. A balneoterapia com água mineral contribui para a normalização da hematopoiese e dos sistemas imunitários, ou seja, tem um efeito bifuncional. Com a ajuda de banhos de sulfureto de hidrogénio e de iodo-bromo, pode corrigir com êxito as perturbações do funcionamento do sistema imunitário e da hematopoiese em várias condições imunopatológicas.

Conclusão

Sabe-se que os factores climáticos e geográficos (Gavrikov N. A. com cauthor" 2000) de uma determinada região podem afetar o estado da imunidade celular e moral de pessoas saudáveis (Dubnova S. L. et al., Estes factores têm um efeito sobre a regulação autonómica e a função contrátil do miocárdio (Lyubchik V. N., 1992) e sobre a hipertensão arterial (Cherepanova V. G., 1996; Popova O. Yu., 2000). Os factores do resort podem afetar a atividade do sistema de proteção não específica dos efectores e os parâmetros bioquímicos na psoríase (Sivak V. V., 2000).

As águas minerais, como um dos factores naturais, são amplamente utilizadas no tratamento de várias doenças (Davydova O. B., 1998). Foi provado experimentalmente que a água mineral de várias composições químicas afecta o estado imunitário (Dolgushin I. N., 2000; Kolesnikov O. L.et al., 2001; Samutina E. I., 2003).

O objetivo do trabalho foi um estudo experimental das propriedades imunobiológicas do sulfureto de hidrogénio e da água iodobromada de fontes localizadas nos territórios da filial de Termez do Instituto de Investigação Científica de Reabilitação Médica - reabilitação e fisioterapia com o seu nome. Semashko. Além disso, foi estudado o efeito da psamoterapia sobre o estado imunitário do organismo.

Em estudos, o efeito da balneoterapia com sulfureto de hidrogénio e banhos iodobromados no sistema de hematopoiese (o número de eritrócitos e leucócitos do sangue periférico), o conteúdo de células no timo e nódulos linfáticos e o número de AOC no baço foram estudados num aspeto comparativo. Esta abordagem permite avaliar de forma abrangente o efeito da balneoterapia simultaneamente nos dez sistemas interligados de hematopoiese e imunidade (Orlovskaya I. A. et al., 1996).

Na primeira série de experiências, verificou-se que os banhos de sulfureto de hidrogénio aumentam o número de glóbulos vermelhos em 1,6 vezes e o número de leucócitos no sangue periférico dos ratos em 1,8 vezes. O efeito hemoestimulante também foi encontrado na nomeação de banhos de iodo-bromo, no entanto, neste caso, o aumento dos elementos sanguíneos formados foi menos pronunciado: o número de glóbulos vermelhos aumentou 1,3 vezes e os leucócitos - 1,6 vezes. Sabe-se que a balneoterapia implica a modificação dos lípidos das membranas dos eritrócitos (Novgorodtseva T. P.et al., 1999).

Os resultados obtidos indicam a capacidade da balneoterapia de ativar o sistema de hematopoiese. Ao mesmo tempo, a prova de que é a água mineral que estimula a hematopoiese é a ausência de um efeito semelhante na água da torneira.

Um indicador importante que reflecte a reatividade imunológica do organismo é a composição quantitativa e qualitativa dos órgãos centrais e periféricos da imunidade. Seleccionámos para análise os órgãos mais importantes de cada grupo, nomeadamente o timo e os gânglios linfáticos. Uma alteração pelo menos quantitativa da composição dos órgãos de imunidade pode indicar a ativação ou supressão do sistema imunitário no seu todo.

A balneoterapia com banhos de sulfureto de hidrogénio provocou em ratos um aumento do número de células no timo (1,4 vezes) e nos gânglios linfáticos (1,5 vezes). A balneoterapia com banhos de bromo e iodo também estimulou, embora em menor grau, a atividade celular global nos órgãos imunitários: no timo - em 1,2 vezes, e nos gânglios linfáticos - em 1,3 vezes. Pode assumir-se que o aumento de células no sistema imunitário, bem como no sistema de hematopoiese, ocorre devido à estimulação de células progenitoras, em resultado das quais começam a proliferar em elementos celulares mais maduros de eritropoiese e linfopoiese. Provavelmente, estas alterações ocorrem como resultado da redistribuição de células entre diferentes órgãos imunitários, uma vez que é bem conhecida a elevada capacidade de reciclagem dos linfócitos no organismo.

Os sais minerais que compõem as águas, bem como o fator temperatura, possivelmente através de receptores cutâneos (Tereshin S. Yu., 2000) transmitem um sinal ao sistema nervoso central, de onde, por sua vez, os sinais entram no sistema imunitário. Esta opção é bastante aceitável, uma vez que existe uma relação neuro-imuno-hormonal.

Assim, o curso de balneoterapia com águas minerais revelou-se um fator físico eficaz que contribui para alterações positivas no sistema imunitário e na hematopoiese ao mesmo tempo. Nas experiências acima descritas, foram registados indicadores quantitativos de células imunocompetentes e elementos sanguíneos moldados. Por isso, era importante estudar os efeitos da balneoterapia sobre as propriedades funcionais dos imunócitos. Para o efeito, foi determinado o número de AOCS no baço de ratinhos imunizados tratados com balneoterapia. Verificou-se que a balneoterapia com banhos de sulfureto de hidrogénio e de bromo iodado aumenta a resposta imunitária primária em 9,2 e 4,3 vezes, respetivamente, quando se calcula o AOC para todo o baço. Quando se calcula o COA por 1 milhão de células do baço, os indicadores aumentam 13,2 e 7,7 vezes, respetivamente.

Assim, a balneoterapia é uma ferramenta eficaz que contribui para um aumento acentuado da atividade funcional dos imunócitos. É provável que um aumento significativo da AOC ocorra como resultado do aumento da migração, relações de cooperação entre diferentes tipos de células que dão uma resposta a um estímulo antigénico. O efeito imunoestimulante da balneoterapia pode estar associado ao efeito da água mineral sobre o nível de citocinas endógenas (Bobrov L. L. et al., 1999). Isto é bastante viável, uma vez que a balneoterapia afecta a produção de muitas substâncias activas biologicamente activas, incluindo a serotonina e a insulina (Polushina N. D., 1998). Isto leva à conclusão de que a água mineral é um agente imunomodulador (Borovkova N. V., 1995), com o qual a imunoterapia pode ser realizada (Makhmudova T. M. et al., 2003).

O passo seguinte foi estudar o efeito da balneoterapia na resposta imunitária à EB em galinhas. O objetivo era não só alargar o leque de animais experimentais, mas também descobrir as diferenças interespecíficas na resposta do sistema imunitário às águas minerais.

A balneoterapia com banhos de sulfureto de hidrogénio em galinhas aumentou o número de AOCS no baço em 6,2 vezes, e sob a influência de procedimentos com iodo e bromo, a antitelogénese aumentou em 3,2 vezes, o que é 2 vezes inferior ao grupo anterior.

Ao calcular o AOC por 1 milhão de esplenócitos em frangos tratados com o indicador de sulfureto de hidrogénio aumenta 3,5 vezes, e sob a influência de banhos de iodo e bromo - 1,2 vezes.

Durante a balneoterapia, o corpo, para além dos efeitos térmicos, pode receber várias substâncias através da superfície da pele. Penetrando através dos espaços intercelulares, chegando à linfa e ao sangue, as substâncias biologicamente activas têm um efeito em várias funções do corpo. Por isso, foi interessante descobrir o efeito que os banhos de areia (psammoterapia) têm no sistema imunitário.

Verificou-se que, após banhos de ar, a imunogénese não sofre alterações significativas (P>0,05) e que, após banhos de areia, a resposta imunitária ao EB aumenta 5 vezes, ou seja, aproxima-se dos resultados obtidos com a prescrição de banhos de sulfureto de hidrogénio.

Assim, os resultados obtidos indicam que a psamoterapia tem um efeito estimulante pronunciado sobre a reatividade imunológica do organismo. Obviamente, a hipertermia a +50-60°C é um poderoso fator bioestimulante capaz de ativar processos imunológicos em frangos imunizados. A balneoterapia e a maternoterapia são factores físicos eficazes capazes de estimular a reatividade imunológica do organismo, mesmo em animais com um sistema imunitário completo.

Sabe-se que o sistema monooxigenase (MOS) é um dos mais importantes sistemas de proteção do organismo (Sibiryak S. V., 1996; Sinitskaya 3. F.,1996; Trayvish V. S. et al., 1998; Babadzhanova G. S. et al., 2002).

Por conseguinte, para esclarecer os efeitos biológicos dos banhos minerais no organismo, era importante determinar se estes poderiam afetar uma das funções mais importantes do fígado, nomeadamente a desintoxicação, que é realizada através de enzimas do sistema mono-oxigenase. A função metabólica foi avaliada através de um teste de hexeno. Para o efeito, após os procedimentos hídricos realizados nos 1st e 2nd

Durante o dia, os ratos receberam hexenal e a duração do sono foi determinada. Foi estabelecido que a água da torneira não afecta a duração de uma noite de sono. A realização preliminar de banhos de sulfureto de hidrogénio reduziu em 2,2 vezes a duração do sono hexenal (controlo - 51,3±2,2 minutos). Isto sugere que a balneoterapia com água de sulfureto de hidrogénio promove a estimulação da atividade enzimática e, como resultado, o metabolismo do hexenal no fígado ocorre mais rapidamente do que no controlo. Um efeito semelhante é encontrado nos banhos de iodo e bromo (a duração do sono é reduzida em 1,9 vezes), no entanto, em termos de atividade, são inferiores aos banhos de sulfureto de hidrogénio.

Os dados obtidos estão obviamente associados a um aumento da função do citocromo P-450, B5 e outras enzimas que estão envolvidas no metabolismo de várias substâncias (Bykov V. A. et al., 1999).

Em todas as experiências acima descritas, foram realizadas análises hematológicas e imunológicas em ratos e galinhas com um sistema imunitário completo o sistema. Ao mesmo tempo, era importante descobrir o efeito que a balneoterapia com banhos de sulfureto de hidrogénio e de bromo iodado pode ter sobre os parâmetros hematológicos e imunológicos do organismo em estados de deficiência imunitária secundária de várias etiologias (Mukhambetov D. D., 1990; Greiner V. et al. 1992).

Foi estabelecido que o fígado desempenha um papel importante na regulação imunobiológica da homeostase (Alekseeva I. N. et al., 1991; Artsimovich N. G et al., 1993; Asfandiyarova N. S. et al., 1993; Podymova S. D. et al., 1994).

A relação entre o timo e o fígado foi encontrada na implementação da resposta imunitária (Anisimova V. P., 1990). Na mensagem de Bryukhin G. V. et al. (1990) estabeleceram experimentalmente alterações estruturais e funcionais no organismo na descendência de animais com lesão crónica do fígado.

Na hepatite, ocorrem perturbações celulares e humorais do sistema imunitário (Asfandiyarova N. S. et al., 1991; Kvaratskheliya M. B., 1991; Podymova S. D. et al., 1994; Kondrashova Yu. V., 2000; Gison R. et al., 1984; Dworniak D. et al., 1984; Eddleston A., 1985; Alexander G. 1990; Hickman P. et al., 1990; Lin C., 1990). Por conseguinte, foi de interesse estudar o efeito que a balneoterapia e a psamoterapia podem ter sobre a hemo e a imunopoiese na hepatite experimental. Seleccionámos um modelo de OTG que ocorre durante a injeção de um veneno hepatotrópico - o tetra-cloreto de carbono.

Durante o desenvolvimento de OTG, há uma inibição dos processos de hematopoiese. Assim, o número de eritrócitos no sangue periférico diminuiu 1,6 vezes, e os leucócitos - 2 vezes, ou seja, o germe branco da hematopoiese na patologia hepática sofre mais. A balneoterapia com água da torneira comum em OTG não afectou o germe vermelho da hematopoiese, mas aumentou ligeiramente o número de leucócitos (P<0,05). Durante a bal-neoterapia com banhos de sulfureto de hidrogénio, foram detectadas al-terações positivas no sistema de hematopoiese. Após o tratamento, o número de glóbulos vermelhos aumentou 1,5 vezes e o número de glóbulos brancos aumentou 1,7 vezes. No entanto, estes indicadores permaneceram significa-tivamente abaixo dos valores padrão. Sob a influência dos banhos de iodo e bromo, a hematopoiese também foi estimulada, mas em menor grau: o nível de eritrócitos aumentou 1,4 vezes e o de leucócitos 1,6 vezes.

A análise comparativa mostra, como em experiências anteriores, que os banhos de sulfureto de hidrogénio se revelaram mais activos em relação à hematopoiese.

Em ratos com OTG, não só o sistema de hematopoiese é suprimido, mas também o sistema imunitário. Isto é evidenciado por uma diminuição da celularidade total nos órgãos centrais e periféricos do sistema imunitário. O número de timócitos diminui 1,7 vezes e o número de células nos gânglios linfáticos 2 vezes, obviamente devido à ação direta do veneno hepatotrópico em células imunocompetentes ou como resultado da supressão das funções dos imunócitos por produtos de degradação de tecidos no fígado.

A balneoterapia com água da torneira normal, à mesma temperatura, não afectou o número de células do timo e dos gânglios linfáticos. Após a balneoterapia com banhos de sulfureto de hidrogénio, o número de timócitos aumentou 1,6 vezes, ou seja, para o nível dos valores de controlo. A partir daqui, podemos concluir sobre a capacidade dos banhos de sulfureto de hidrogénio para normalizar completamente o número total de células do timo. Nos animais do mesmo grupo, a capacidade celular total dos nódulos linfáticos aumentou 1,4 vezes.

Em condições semelhantes, durante a balneoterapia com bromo iodo, o número total de células no timo aumenta 1,4 vezes e nos gânglios linfáticos - 1,3 vezes. Os resultados obtidos indicam a capacidade dos banhos de sulfureto de hidrogénio e de bromo iodado para estabilizar os parâmetros hematológicos e imunológicos em OTG.

Verificou-se que o OTG inibe a capacidade do organismo de responder à imunização EB em 4,8 vezes. A realização de balneoterapia com água da torneira não afecta o estado imunitário do organismo de ratinhos com patologia hepática. Se os ratos imunodeficientes forem submetidos a balneoterapia com hidrogénio e bromo iodado, a resposta imunitária ao EB aumenta 4,4 e 4,0 vezes, respetivamente. Simultaneamente com o aumento da AOC, o número de células nucleadas do baço normaliza-se.

Por outras palavras, sob a influência das águas minerais, a reatividade imunológica do organismo dos ratos com OTG é completamente restaurada.

Foram obtidos dados semelhantes quando se calculou o COA por 1 milhão de células da aldeia (indicador relativo). As vitaminas são utilizadas para corrigir reacções imunológicas suprimidas na hepatite (Ryzhikova G. N., 1989), substâncias de origem vegetal e animal (Hemp E. N. et al., 1999; Mansimova O. V. et al., 1999). A balneoterapia tem provavelmente um efeito no fígado (Marochkina M. T., 1997; Usmanova L. P., 1997) ou na peroxidação lipídica (Sutkova D. A., 1990) como possível fator de regulação da imunogénese.

No segundo modelo, a imunodeficiência foi causada por injecções do imunossupressor imuran. Sob a influência do imuran, o número de glóbulos brancos diminuiu 1,9 vezes e o número de glóbulos vermelhos não se alterou. Se os ratos imunodeficientes forem submetidos a balneoterapia com banhos de sulfureto de hidrogénio, o número de glóbulos vermelhos aumenta 1,3 vezes e o de leucócitos 1,6 vezes.

Foram obtidos dados semelhantes quando se calculou o COA por 1 milhão de células da aldeia (indicador relativo). As vitaminas são utilizadas para corrigir reacções imunológicas suprimidas na hepatite (Ryzhikova G. N., 1989), substâncias de origem vegetal e animal (Hemp E. N. et al., 1999; Mansimova O. V. et al., 1999). A balneoterapia tem provavelmente um efeito no fígado (Marochkina M. T., 1997; Usmanova L. P., 1997) ou na peroxidação lipídica (Sutkova D. A., 1990) como possível fator de regulação da imunogénese.

No segundo modelo, a imunodeficiência foi causada por injecções do imunossupressor imuran. Sob a influência do imuran, o número de glóbulos brancos diminuiu 1,9 vezes e o número de glóbulos vermelhos não se alterou. Se os ratos imunodeficientes forem submetidos a balneoterapia com banhos de sulfureto de hidrogénio, o número de glóbulos vermelhos aumenta 1,3 vezes e o de leucócitos 1,6 vezes.

O mesmo padrão é observado durante a balneoterapia com banhos de iodo e bromo: o número de eritrócitos e leucócitos aumenta 1,2 e 1,4 vezes, respetivamente.

Os dados obtidos indicam um elevado efeito hemostimulante da balneoterapia na imunodeficiência secundária causada pelo imurano. O tratamento de ratinhos com imurano, como era de esperar, levou a uma forte depleção da composição celular nos órgãos centrais e periféricos da imunidade.

Assim, o número de células no timo diminuiu 1,9 vezes, e nos gânglios linfáticos - 1,6 vezes.

Sob a influência de banhos de sulfureto de hidrogénio, o número total de células no timo aumentou 1,6 vezes, mas permaneceu significativamente abaixo do normal, e nos nódulos linfáticos, o conteúdo celular aumentou 1,5 vezes e atingiu o fundo de controlo. Foram obtidos exatamente os mesmos resultados durante a balneoterapia com banhos de iodo-bromo. Os resultados obtidos indicam a capacidade de os banhos de sulfureto de hidrogénio e de iodo-bromo aumentarem a proliferação celular nos órgãos imunitários centrais e periféricos.

A injeção de imurano inibe a resposta imunitária à EB em 3,5 vezes. Por outro lado, infelizmente, a imunodeficiência na imunossupressão com imurano é inferior à da OTG (a resposta imunitária é inibida em 4,8 vezes). A imunocorrecção com banhos de sulfureto de hidrogénio e de iodo-bromo aumenta a resposta suprimida em 3 e 2,5 vezes, respetivamente. Estes dados indicam a capacidade da balneoterapia com águas minerais para restaurar a reatividade imunológica reduzida do organismo, como resultado do tratamento de ratos com imurano.

Assim, nos três modelos de imunodeficiências, a balneoterapia com águas minerais contribuiu para o restabelecimento das perturbações do sistema hematopoiético.

Sabe-se que, na anemia, se observam alterações na atividade do sistema imunitário (Chepurnaya A. N., 2000; Barker R. et al., 1991).

No nosso modelo, a imunodeficiência foi causada por um veneno hemolítico, o cloridrato de fenil-hidrazina. A injeção deste medicamento conduziu a uma diminuição do número de glóbulos vermelhos (2,5 vezes) e do número de glóbulos brancos (2 vezes) no sangue periférico. Sob a influência de banhos de sulfureto de hidrogénio, o número de eritrócitos aumentou

2 vezes e o de leucócitos 1,7 vezes. Os banhos de iodo e bromo contribuíram para o aumento do número de eritrócitos em 1,5 vezes e dos leucócitos em 1,4 vezes

Nos ratos anémicos, foram observadas alterações no sistema imunitário. Assim, o número de células no timo diminuiu 1,5 vezes, e nos gânglios linfáticos - 1,4 vezes. Sob a influência da balneoterapia com banhos de sulfureto de hidrogénio, o número total de células nos gânglios linfáticos e no timo foi completamente restaurado. Durante a balneoterapia com banhos de iodo e bromo, a celularidade do timo aumentou 1,3 vezes e a dos gânglios linfáticos 1,2 vezes. Por outras palavras, os tratamentos com água contribuíram para o aumento das propriedades proliferativas de diferentes tipos de células imunocompetentes nos órgãos centrais e periféricos da imunidade.

Nos ratos anémicos, a resposta imunológica à EB é inibida. O número de AOCS no baço diminui 2,5 vezes. A realização de balneoterapia com banhos de sulfureto de hidrogénio aumenta a resposta imunitária suprimida em 2,4 vezes, ou seja, para o nível dos valores normativos. Os banhos de bromo e iodo contribuíram para um aumento de duas vezes da resposta imunitária à EB.

Assim, os dados por nós obtidos indicam a capacidade da balneoterapia para estimular simultaneamente os sistemas hematopoiético e imunitário em ratos anémicos.

Os dados experimentais apresentados no trabalho demonstraram a capacidade dos banhos de sulfureto de hidrogénio e de iodo-bromo, bem como da psamoterapia, para exercerem um efeito estimulante simultaneamente sobre o sistema hematopoiético, a reatividade imunológica e a função hepática desintoxicante. Ao mesmo tempo, todos os factores estudados estimulam a hematopoiese e a imunogénese em animais com um sistema imunitário completo, bem como em condições de imunodeficiência secundária.

A balneoterapia e a psammoterapia podem ser recomendadas para a correção dos parâmetros hematológicos e imunológicos nas doenças imunossupressoras de várias etiologias.

Conclusões

1. Os banhos de sulfureto de hidrogénio, de iodo-bromo e de areia estimulam a hemólise e aumentam várias vezes a resposta imunitária aos eritrócitos de carneiro em ratos e galinhas intactos.

2. Os banhos de sulfureto de hidrogénio e de iodo-bromo têm a propriedade de reforçar a função desintoxicante do fígado.

3. A balneoterapia com banhos de sulfureto de hidrogénio e de iodo-bromo corrige as perturbações da hematopoiese e do sistema imunitário na hepatite acutetóxica. Nos estados de imunodeficiência secundária provocados pela administração de imuran e pela anemia hemolítica, a balneoterapia contribuiu para o restabelecimento da reatividade imunológica e dos parâmetros hematológicos.

4. Em todos os modelos experimentais, a água de sulfureto de hidrogénio foi biologicamente mais ativa do que a água iodobromada.

5. A balneoterapia e a psammoterapia podem ser utilizadas como procedimentos imunomoduladores para restabelecer as perturbações do sistema imunitário em várias doenças.

Referências
Literatura

1. Aksenova N. V., Grebenyuk A. N., Ketlitsky S. A. Radioprotective activity of recombinant IL-1B against hematopoiesis progenitor cells //Medical immunology. 2003. -Vol.5, No.5-6. - pp. 621-624.

2. Alekseeva I. N., Bryzgina T. M., Pavlovich S. I. Fígado e reatividade imunológica. Kiev: Naukova Dumka, 1991. -p. 167.3. Alyokhin S. A., Batyrbekov A. A., Garib F. Yu. O efeito de soluções aquosas electroactivadas na cooperação de linfócitos T e B e na atividade dos supressores de T //Tez. dokl. Conf. de toda a Rússia. Métodos e meios de esterilização e desinfeção em medicina. - M., 1992. - pp. 105-106.

4. Alyokhin S. A., Batyrbekov A. A., Garib F. Yu. O efeito de soluções aquosas electroactivadas na génese de anticorpos na hepatite tóxica experimental //Tez. dokl. Conf. de toda a Rússia. Métodos e meios de esterilização e desinfeção em medicina. - Moscovo. - 1992. - pp. 106-107.

5. Alyokhin S. A., Batyrbekov A. A., Garib F. Yu. The effect ofelectroactivated aqueous solutions on immunogenesis //Tez. dokl. Conf. de toda a Rússia. Métodos e meios de esterilização e desinfeção em medicina. - M., 1992. - S.99-100.

6. Alekhine S. A., Garib F. Yu., Batyrbekov A. A. O efeito das soluções aquosas electroactivadas na resposta imunitária e na hematopoiese na anemia hemolítica //Conf. Métodos e meios de esterilização e desinfeção em medicina. Tez. dokl. - M., 1992. - pp. 102-

7. Alyokhin S. A., Pirogovsky N. A. Bioelectroactivador "ESPERO-10". Ativação eletroquímica em medicina, agricultura, indústria //The All-Union. conf. Tez. dokl.-M, 1994, -Parte 2. -

8. Ando Yu. G., Akbarova S. V., Dzhakhangirov F. N. O estudo da atividade

moduladora da imunologia do novo medicamento eriksin: Coleção de temas actuais de imunologia e alergologia. Tashkent, 1996. pp. 89-93.

9. Anisimova V. P. Sobre a ligação entre o timo e o fígado na implementação da resposta imunitária: Revisão da literatura //Questões de proteção da maternidade e da infância. -1990. - No.11. -pp. 65-68.

10. Artsimovich N. G., Real N. N., Kazansky D. B. O papel do fígado na regulação imunobiológica da homeostase. Palestra //Hematologia e transfusiologia. -1993. -No.6. -pp. 42-44.

11. Asfandiyarova N. S., Mishunina N. A., Rakhimova X. K. Sistema imunitário na doença heliotrópica //Probl. gastroenterology. -1993. -No. 3-4. - pp. 92-95.

12. Asfandiyarova N. S., Radjabova N. I., Abdullayeva 3. M. O papel dos tópicos da imunidade na patogénese das doenças crónicas do fígado //Conferência científica e prática. Inflamação crónica e doenças do aparelho digestivo. Tese. dokl. -Kharkov, 1991. -Parte 2.

13. Babadzhanova G. S., Kamarin A. S. O estado do sistema de monooxigenase da placenta em mulheres com infecções crónicas TORCH //Pregnancy trial.-2002. -No.5. -pp. 16-21.

14. Belikov V. G. Correção por timogénio das violações dos mecanismos fisiológicos de regulação da imunogénese no envenenamento agudo com produtos químicos tóxicos: Resumo. diss. ... candidato de Ciências Médicas. Saratov, 2001.-S. 23.

15. Berdeklychev M. G. Perspectivas de utilização das águas minerais do Turquemenistão para tratamento e prevenção //Izvestia da Academia de Ciências do TSR. -1988. -No.5. -pp. 64-65.

16. Berezin N. A., Zatsepina G. I., Kiseleva V. F. Água e gelo como meios de informação reversíveis //Zh-1 of physical Chemistry. - 1991. -Vol.65, No. 5. - pp. 1338-1344.

17. Bobiev G. M., Zoirov P. T., Khusninov A. A. O uso do medicamento imunomodulador timara no tratamento da psoríase e neurodermatite //Immunologia. -1999. -No.2. -pp. 46-49

18.Bobrov L. L., Ponomarenko G. N., Leshchev A. L. O efeito do tratamento de bebida com água mineral Ekateringofskaya no nível de citocinas endógenas em pacientes com úlcera péptica //Issues of balneology, physiotherapy and physical therapy. -1999. -No.1. -pp. 31-32.

19. Bogolyubov V. M., Serebryakov S. N., Kisova L. V. Correntes interferenciais no tratamento de pacientes com úlcera duodenal//Issues of balneology, physiotherapy and physical therapy. -1998. -No. 3. -pp. 28-32.

20. Bolotnikov I. A., Konopatov Yu. V. Novidades fisiológicas e bioquímicas da imunidade das aves de criação. -L., 1987. -164 p.

21. Borovkova N. V. Estudo experimental de distúrbios da hematopoiese e imunidade no período de recuperação tardia da doença aguda da radiação e o efeito de agentes imunomoduladores sobre eles: Resumo. dissertação ... Candidato de Ciências Médicas. - M., 1995. -p. 28.

22. Bryukhin G. V., Mikhailova G. I., Grachev A. Yu. Alterações estruturais e funcionais do timo em descendentes com lesão hepática crónica em condições experimentais //Materiais da conferência do Instituto sobre os resultados da investigação científica no XII plano quinquenal. Chelyabinsk, 1990. pp. 84-86.

23. Bykov V. A., Mineeva M. F., Kolkhir V. K. Sistema monooxigenase do citocromo P-450 como um sistema de teste para triagem de substâncias biologicamente activas in vitro: Tr. pesquisa científica e estudos - o método do centro biomédico. tecnologia VILAR "tecnologias biomédicas". -M., 1999. -Número 11. -pp. 50-55.

24. Bykova E. Ya., Artsimovich N. G., Fadeeva T. A. Estudo da atividade

imunotrópica da nova droga placentária rimolan na experiência //Immunologia -1999. -No.5. -pp. 23-26.

25. Valikulova F. Yu., Zunnunova S. 3. Resultados a longo prazo da balneoterapia serov-pré-natal para doença coronária //Issues of kurortology, physiotherapy and physical therapy. -2002. -No.2. -pp. 6-8.

26.Vasiliev A. P., Streltsova N. N., Kiyanyuk N. S. Natureza sazonal do curso da doença cardíaca coronária e correção preventiva das estruturas lipídicas da membrana eritrocitária por radiação laser //Issues of balneology, physiotherapy and physical therapy. -1998. -No.1. -pp. 12-14.

27. Velizhanina I. A., Shabalina M. S., Gapon L. I. Terapia a laser de pacientes com hipertensão nos estágios iniciais //Issuesof nutrição, fisioterapia e fisioterapia. -1998. -No. 1. -pp. 9-11.

28. Velikanov E. B., Trizno N. N. Influência de componentes de sulfureto de hidrogénio - contendo gás do campo de Astrakhan na atividade do sistema monooxigenase de microssomas hepáticos. Tr. Astrakh, state med. Acad. Astrakhan,1996. -Vol. 4. pág. 26-29.

29. Vesnina L. E., Kaidashev I. P. Expressão de receptores de membrana de linfócitos sob a influência do complexo peptídico dos rins no contexto da ação de imunomoduladores//Immunology. -1999. -No.6. -pp. 36-39.

30. Vitkovsky Yu. A. O efeito dos polipéptidos do fígado na imunidade, hemostase e resistência inespecífica do corpo numa experiência: Diss.... cand. med. Sciences'. -Chita, 1989. -196 p.

31. Vygonyailov A.V. Estudo experimental e clínico da atividade imunotrópica do bemitil na patologia hepática: Resumo. diss. ...candidato de Ciências Médicas. -Chelyabinsk, 1998. -22 p.

32. Gavrikov N. A., Ryabtsev V. S. Primorskaya climatotherapy: (Aero-hélio-talassoterapia). Ajuda, para médicos. -Sochi: Rus, 2000. -126 p.

33. Garib F. Yu., Batyrbekov A. A., Rasulov F. X. The effect ofelectroactivated aqueous solutions on the immune response and hematopoiesis in irradiated mice: Coleção de questões actuais de imunologia e alergologia. -
Tashkent, 1993. -pp. 14-16.

34. Garib F. Yu., Turdiev U. A. Stimulation of the immune response by-
thymus peptides in experimental toxic hepatitis: Coleção de questões actuais de imunologia e alergologia. Tashkent, 1996, pp. 100-104.

35. Gerasimov I. G., Samokhina E. V., Fadeeva T. A. O efeito de um campo
magnético alternado de baixa frequência em alguns indicadores de hemodinâmica e homeostase de temperatura em mulheres //Issues of balneology,
physiotherapy and physical therapy. -1998. -No.5. -pp. 30-33.

36. Gosn L. D., Malyavina A. T., Turova E. A. Efeito transmembranar de
correntes moduladas sinosoidais em pacientes com asma brônquica //Is-
sues of balneology, physiotherapy and physical therapy. - 1998. -No.2. -
pp. 9-12.

37. Grinberg V. A., Skundin A.M. On the burning question of the so-called-
my living and dead water //Chemistry and life. -1985. -No.7. -pp. 67-69.

38. Gudima A. A., Andreichin M. A., Gnatyuk M. S. Efeito comparativo da
irradiação laser magnética do fígado e do sangue na secreção e composição da bílis na experiência //Issues of balneology, physiotherapy and
physical therapy. -1998. -No.6. -pp. 26-29.

39. Davydova O. B. Balneoterapia: os principais resultados da investigação
da última década //Issues of balneology, physiotherapy and physical therapy. -1998. -No.4. -pp. 3-9.

40. Deigin V. I. Criação de uma nova geração de medicamentos peptídicos
para estimulação e supressão da imunidade e hematopoiese: Resumo da
dissertação do Dr. biol. nauk. -M., 2000. -46 p.

41. Dergachev V. S. Alterações na reatividade de pacientes com amigdalite

crónica descompensada sob a influência de balneoterapia e tácticas: Resumo. diss.... Candidato de Ciências Médicas. -Novosibirsk, 1995. -16 p.

42. Jalilova R. A., Makaev M. K., Alieva K. M. Clinicaland immunological characteristics of patients with rheumatoid arthritis (RA) in old age under the influence of hydrogen sulfide baths of high concentration of the "Talginsky" source of the Republic of Dagestan. Coleção: Dedicado a 60- o aniversário do Departamento de Doenças Infecciosas. doenças com epidemiologia Dag. gos. med. acad. -Makhachkala, 1996. -pp. 349-351.

43. Juraeva N. R. The effect of immunomodulin and thymogen onmonooxygenase and immune systems in experimental acute toxic hepatitis: Resumo. diss .... cand. Biol. sciences. -Tashkent, 1994. -19 p.

44. Dolgushin I. I., Kolesnikov O. L., Selyanina G. A. Avaliação do efeito da água de cloreto de bicarbonato de sódio no sistema imunitário de ratos//Issues of balneology, physiotherapy and physical therapy. -2000. -No.4. -pp. 13-15.

45. Dubnova S. L., Golubykh T. F., Bobokhodzhaeva M. M. Influência de factores climáticos e geográficos do Tajiquistão no estado da imunogénese celular e humana em crianças praticamente saudáveis. Tez. dokl. O primeiro Congresso Republicano de Imunologistas e Alergologistas. -Dushanbe, 1991. -pp. 21-22.

46. Zabolotnykh N. V., Vinogradova T. I., Konusova V. G.Imunocorrecção com bestim na tuberculose experimental //Medical immunology. -2001. -Vol.3, No.5-6. -p. 317.37.

47. Zabolotnykh N. V., Vinogradova T. I., Konusova V. G. Correção da atividade funcional dos macrófagos com dipeptídeo bestim na tuberculose experimental //Medical immunology. -2003. -Vol.5. -No.5-6. -pp. 591-598.

48. Zlatnik E. Y. Estudo do efeito do campo magnético sobre as propriedades

das células imunocompetentes. Mat. 11 All-Russian Conf. "Molecules, basic immuno- reg., immunodiag. and immunotherapy //Medical immunology. -2003. - No.3-4. -pp. 200-201.

49. Zubkova S. M., Bulyakova N. V., Mikhailik L. V. Análise comparativa do efeito da radiação laser vermelha, infravermelha e ultra-sons na regeneração do músculo esquelético localmente irradiado e no estado do sistema imunitário //Issues of balneology, physiotherapy and physical therapy. -1998. -No. 6. -pp. 11-16.

50. Zunnunov 3. R., Valikulova F. Y. Balneoterapia com sulfureto de hidrogénio de pacientes com doença coronária na zona árida //Issue of balneology, physiotherapy and physical therapy. -2001. - No.2. -pp. 16-18.

51. Karimova U. H. A eficácia do uso de soluções aquosas electroactivadas na restauração dos parâmetros estruturais e funcionais da pele de pacientes com várias dermatoses //Pathology. -2000. - No.3. -pp. 30-33.

52. Karnaukh V. I. O estudo de indicadores de imunidade humoral na avaliação da eficácia do tratamento de sanatório de pacientes com glomerulonefrite- jade. Tez. dokl. V Congresso de fisioterapeutas e balneólogos da SSR ucraniana - Odessa, 1991.-pp. 163-164.

53. Kvaratskhelia M. B. Indicadores de imunidade celular e humoral em pacientes com lesões hepáticas alcoólicas crónicas: Resumo. diss .... candidato de Ciências Médicas. - Yerevan, 1991. -p. 54. Kiseleva E. P., Ogurtsov R. P., Popova O. Ya. Características comparativas de dois imunomoduladores peptídicos //Immunology. -1999. -No.2. -pp. 23-26.

55. Kisina T. E., Freidlin I. S., Knoring B. E. Avaliação do efeito do licopeno na atividade funcional de granulócitos de dadores e pacientes com tuberculose TU in vitro. Mater. O 1° Simpósio Russo-Alemão. Imunobiologia da tuberculose //Imunologia médica. -2003. -No. 3-4. -pp. 471-472.

56. Kobzarev A. P. Talassoterapia no tratamento restaurador passo-a-passo

de pacientes com doenças inflamatórias crónicas da glândula prostática (usando o exemplo de resorts na região do Mar Negro da Rússia): Resumo da dissertação... Candidato de Ciências Médicas. - Sochi, 2002. -21 p.

57. Kovalev I. E., Rubtsova E. R., Podymova N. G. Investigação do efeito de preparações biológicas do soro sanguíneo no sistema imunoquímico da homeostase - amostras de sangue e fígado de corvos selvagens. O documento apresentado no II seminário escolar. -M., 1989. -pp. 44-46.

58. Kolbaev I. B. O estudo do mecanismo de ação sobre o sistema imunitário de medicamentos obtidos a partir de tecidos de tartarugas da Ásia Central: Resumo. dis....candidato de Ciências Médicas. -Tashkent, 1996. -21 p.

59. Kolesnikov A. P., Efendiev B. A. Efeito imunomodulador da terapia com rádon no resort Belokurikha //Questões de balneologia, fisioterapia e terapia física. cultura. -1993. -No.3. -pp. 35-39.

60. Kolesnikov O. L., Dolgushin I. I., Selyanina G. A. Avaliação do efeito da água mineral bicarbonatada com cloreto de sódio sobre a sensibilidade dos ratos ao stress //Issues of balneology, physiotherapy, etc.- physical education classes. -2001. - No.3. -pp. 13-15.

61. Kondrashova Yu. V. O estado dos factores lisossomais de resistência inespecífica nas doenças hepáticas crónicas difusas: Diss.... candidato de Ciências Médicas. Astrakhan, 2000. -p. 163.37. 62.Konoplya E. N., Prokopenko L. G., Konoplya A. I. Imunocorrecção em lesões tóxicas do fígado: Uma pessoa e a sua saúde. -Kursk, 1999. -Vol.2. -pp. 56-57.

63. Kotikov V. E., Sukhonos V. V., Andreytsev I. A. Talassoterapia no complexo de tratamento de doenças do aparelho do sistema músculo-esquelético no resort Yevpatoria // Rep. científico, conf., dedicado. ao 75º aniversário do Instituto de Pesquisa I. M. Sechenov Yalta, Fatores climáticos e físicos pré-formados na prevenção e reabilitação de pacientes com

doenças broncopulmonares e cardiovasculares. Tez. dokl. -M., 1989. -pp. 23-24

64. Kudaev M. T., Masuev K. A., Kharkharov M. A. O efeito dos banhos de iodo e bromo em alguns factores de risco de doença coronária //Issues of balneology, physiotherapy and physical therapy. -2003. -No.6. -pp. 32-33.

65. Kuznik B. I., Gaimolenko I. N., Tsybeneva B. C. A influência de Vilona na imunidade de crianças com doenças pulmonares crónicas. Vilon é um dipeptídeo (Lys-GIu). -São Petersburgo. -2003. -Vol.2, No.4. -pp.21-26.

66.   Kunitsyna L. A., Bezruchenko S. V., Melnikov V. N. Helio- e talassoterapia nas manifestações iniciais de insuficiência vascular cere-bral//Vestn. physiotherapy and balneology. -1996. -No.1. -pp. 17-18.

67. Kurbanov M. I. Modificações na radioterapia do cancro da bexiga lo-calmente avançado utilizando irradiação infravermelha e campos de mi-cro-ondas: Resumo. dis Candidato de Ciências Médicas. -Tashkent, 1999. -20

68. Kurbanova A. N. The effect of balneo-physiotherapeutic procedureson clinical and immunological parameters in children with chronic AK- with active hepatitis. Mater. O 6º Congresso de Médicos Infantis da Geórgia. -Tbilisi, 1978.-Vol. 2.-pp. 132-133.

69. Lebedev V. V. Imunofan - um medicamento peptídico sintético da nova geração: aspectos imunológicos e patogénicos da aplicação clínica //Im-munologia. -1999. -No.1. -pp. 25-30.

70. Losenok S. A. Immunometabolic effects of some natural drugs and their combinations with thermal effects during physical effort: Resumo. dis.... candidato de Ciências Médicas. -Kursk, 1998. -19 p.

71. Lyubchik V. N. Dinâmica de indicadores de regulação vegetativa e função miocárdica de curto prazo em crianças com reações meteopáticas em condições de tratamento de spa e reabilitação //Issues of balneology,

physiotherapy and physiotherapy. cultura. -1992. -No.3. -pp. 11-13.

72. Mannapova R. T., Shilov S. O. Morfologia imunitária dos órgãos centrais e periféricos da imunogénese sob a influência da própolis. Mater. VII conferência científica e prática sobre apiterapia. -Rybnoye, 2000. -Sat.7. -pp. 104-105.

73. Maksimova O. V., Konoplya E. N., Sukhomlinov Yu. A. Heteropolischarides of labaznik as hepatoprotectors and immunomodulators in chronic- severe liver damage by hepatotropic poison. Coleção: trabalhos científicos "O homem e a sua saúde". -Kursk, 1999. -Vol.2. - pp. 60-61.

74. Markina L. P., Yarustovskaya O. V., Alisultanova L. S. Tratamento complexo de pacientes com salpingoophorites crónicas inespecíficas por campo magnético de baixa frequência e água iodobromica //Issues of spa therapy, physiotherapy and physical therapy. -1998. -No.4. -pp. 30-40.

75. Marochkina M. T. O significado da atividade do sistema monooxigenase dos hepatócitos na realização dos efeitos dos agentes hepatoprotectores em doentes com doenças hepáticas difusas crónicas: Resumo. dis Candidato de Ciências Biológicas. -Volgogrado, 1997. -18 p.

76. Marsov A. P., Elkin I. F. Immunotropic effect of bromine balneotherapy //Balneology and balneotherapy. -Perm, 1993. -pp.36-37.

77. Makhmudova G. M. The effectiveness of infrared laser radiation in restoring reproductive function under experimental conditions//Pathology. -2004. -No.1. -pp. 23-26.

78. Makhmudova G. M., Rizopoulou A. P. Some immunologicalindicators of peritoneal fluid in patients with endometriosis who underwent surgical treatment in combination with immunotherapy //Medical immunology. -2003. -Vol. 5. -No.5-6. -pp. 571-576. xml-ph-0000@deepl.internal

79. Minajan G. 3. Água "viva" e "morta": Recolha de métodos populares de

tratamento de cobre e não tradicionais. -M., 1991. -pp. 316-320.

80.   Mikhailov V. A., Alexandrova O. Yu., Goldina E. M. Efeito imunomodulador da radiação laser de baixa energia no tratamento da asma brônquica //Issues of balneology, physiotherapy and physical therapy. - 1998. -No.4. -pp. 23-25.

81.   Mikhailov V. A., Denisov I. N., Alexandrova O. Y. Tratamento da tiroidite autoimune com radiação laser de baixa intensidade //Issues of balneology, physiotherapy and physical therapy. -1998. -No. 3. -pp. 15-16.

82. Mikhailova A. A. Myelopeptides - a new group of regulatory peptides //Bulletin of the Russian Academy of Medical Sciences -1999. -No.4. -pp. 49-52.

83. Mkournali K. V., Tkeshelashvili L. K., Zamkov O. A. Immunity indicators in patients with eczema in the process of balneotherapy //IX All-Union Congress of dermato-venereologists. Tez. dokl. - Alma-Ata, 1991. -p. 280

84.Moiseev V. A. Mat. IV-ro internacional, conf. "Water and ions inbiological systems" (Bucareste, maio de 1987) //Cryobiology. -1988. -No.1. -p. 51.

85.Mukhambetov D. D. Regulação farmacológica da imunogénese em estados extremos e terminais: (pesquisa exp.): Resumo da dissertação do Doutor em Ciências Médicas. -Kazan, 1990. -p. 32.

86. Mukhammedaminova M. M. O efeito do extrato de rim de camelo na imunogénese em ratos com imunodeficiência secundária //Pathology. - 2004. -No.1. -pp. 26-28.

87.   Nesterova I. V., Kolesnikova I. V., Simbirtsev A. S. O efeito da administração prolongada de dipeptídeo sintético bestim na atividade funcional dos granulócitos de neutrófilos em dinâmica numa experiência in

vivo //Immunology. -1999. -No.6. -pp. 40-43.

88. Nikitina V. V., Skoromets A. A., Onishchenko L. S. Análise comparativa da influência de campos magnéticos de diferentes intensidades na experiência //Issues of balneology, physiotherapy and physical therapy. - 2002. -No.3. -pp. 34-35.

89.Novgorodtseva T. P., Endakova E. A., Kozycheva E. V. Modificação dos lípidos das membranas dos eritrócitos em doentes com patologia cardio-vascular durante a balneoterapia //Issues of balneology, physiotherapy and physical therapy. -1999. -No.1. -pp. 12-15.

90. Orlovskaya I. A., Shklovskaya E. V., Kozlov V. A. Reguladores negativos da hematopoiese. Papel homeostático na formação de relações entre os sistemas hematopoiético e imunitário: Uma visão geral //Imunologia. - 1996. -No. 5. -pp. 8-13.

91. Parkhomenko A. A. Hipertermia ferromagnética no tratamento de doenças malignas de algumas localizações: Resumo. dis....cand. med. sciences". - Moscovo. -1994. -22 p.

92. Petrov R. V., Khaitov R. M., Nekrasov A.V. Polyoxidonium: mecanismo de ação e aplicação clínica //Medical immunology. 2002.-Vol.2, No. 3.-pp. 271-278.

93. Petrova L. V., Kazakova G. N., Kolpakova T. V. Influência dos factores balneológicos do Lago Borovoe (Plakhino) no estado imunitário do corpo da criança. Mater, conf. científica "As principais direcções da formação da saúde - na presença de um homem no Norte. - Krasnoyarsk. 1999. -p. 239.

94. Pirutin A. A. Balneoterapia complexa de pacientes com síndrome de distonia vegetativa de natureza neurótica: Resumo. dis.... cand. med. ciências". - Sochi, 1991. - 19 p.

95. Podymova S. D., Rachvelishvili N. B. Possibilities of using humoral and

cellular immunity factors for diagnosis and prognosis in patients with chronic liver diseases. Tr. 22 conf. Um olhar sobre o passado, uma avaliação do presente e os problemas do futuro da terapia medicamentosa em gastroenterologia: Não tradicional. a solução é probl. Smolensk, 1994. pp. 304-307.

96. Podymova S. D., Rachvelishvili N. B. Clinical and prognostic significance of cellular immunity factors in patients with chronic liver diseases //Lead. Ros. AMN. -1994. -No.5. -pp. 14-18.

95. Pokrovsky V. I. Immunophan - peptídeo regulador no tratamento de doenças infecciosas e não transmissíveis. - M, 1998. -118 p.

96. Polushina N. D. O efeito da água mineral na produção de serotonina e insulina (estudo experimental) //Issues of spa therapy, physiotherapy and physical therapy. -1998. -No.4. -pp. 9-11

99. Popkov K. V. O efeito do condensado de gás contendo sulfureto de hidrogénio na atividade funcional do sistema imunitário: Dis.... candidato de Ciências Médicas. - Orenburg, 1994. -167 p.

100. Popova O. Yu. A eficácia do uso de factores de sanatório-resort em pessoas com hipertensão arterial no Extremo Norte: Resumo. dis.... candidato de Ciências Médicas. -Nadym, Gelendzhik, 2000. -24 p.

101. Rasulov F. X. The effect of electroactivated aqueous solutions on stem cell proliferation //1 conf., young scientists Modern aspects of medicine, dedicated. Ao 600° aniversário de Mirzo Ulugbek. Tez. dokl. - Tashkent, 1994. -p.23.

102. Rasulov F. X., Batyrbekov A. A., Kakharov B. A. Correção da resposta imunitária na imunodeficiência induzida por ciclofosfano utilizando soluções aquosas electroactivadas. Coleção: Questões actuais de imunologia e alergologia. Tashkent, 1993. pp. 14-16.

103. Ryzhikova G. N. Vitaminas solúveis em gordura como moduladores de

reacções imunitárias em lesões hepáticas normais e tóxicas: (Digamos. investigação): Tese do autor .... cand. Biol. sciences. -Kiev, 1989. -22 p.

104. Salokhidinnov F. B. Tazhribaviy suyak defertida buladigan immu- notankislik holatini timoptin yerdamida rostlash //Pathology. -2004. -№1. - Pp. 68-69.

105. Samutin N. M. Sapropels do lago Deshembinsky: (Características físico-químicas, recursos, alguns aspectos do mecanismo de ação, perspectivas de tratamento, utilização): Resumo. dis.... Candidato de Ciências Médicas. -Pyatigorsk, 1995. - 19 p.

106. Samutina E. I. Avaliação do efeito de cocktails de composição gasosa diferente com preparações de raiz de alcaçuz na hematopoiese e no estado imunitário dos animais //Issues of balneology, physiotherapy and physical therapy. -2003. -No. 1. -pp. 40-43.

107. Sayadyan X. S. Regulação da imunogénese por hormonas das glândulas paratiróides: Resumo da dissertação do Doutor em Ciências Médicas. - M, 1991. -36 p.

108. Svirshchevskaya E. V., Viskova N. Yu., Sapozhnikov A.M. O estudo das propriedades imunomoduladoras do extrato de micélio do fungo superior Fuzarium //Immunology. -1997. -No.2. -pp. 29-32.

109. Sibiryak S. V. Interação do sistema imunitário e do sistema de monooxigenase do fígado no efeito farmacológico dos imunoestimulantes: Aspectos teóricos e práticos: Resumo da dissertação do Doutor em Ciências Médicas. Ufa, 1996. -49 p

110.BY. Sivak V. V. Avaliação da influência de um complexo de factores terapêuticos e termais na atividade do sistema de proteção inespecífica dos efectores e em alguns parâmetros bioquímicos em doentes com psoríase: Resumo. dis.... Candidato de Ciências Médicas. -M., 2000. -14 p.

111. Sinitskaya 3. F. Estudo do efeito de alguns derivados metoxi naturais

do benzeno no sistema de monooxigenase hepática e sua indução por xenobióticos: Resumo. dis.... cand. Biol. nauk. - M., 1996. -19 p.

112. Smolina T. P. Efeito imunoestimulante de polissacáridos isolados da raiz e cultura de células de ginseng: Resumo. dis.... candidato de Ciências Biológicas. -Vladivostok, 1994. -20 p.

113. Snimshchikova I. A., Yudina S. M., Medvedev A. I. A eficácia da cavitação ultra-sónica em combinação com a imunocorrecção local em doenças inflamatórias purulentas. Mater. 11 All-Russian. simp. Biologia das citocinas: interacções intercelulares em rede na norma e na patologia. - São Petersburgo //Imunologia médica. -2003. -No.3-4. -pp. 460-461.

114. Stepanenko R. N., Bajinyan S. A., Moroz B. B. O efeito da droga imunocorrectora mieloide em certos indicadores da hematopoiese e do sistema imunitário na doença aguda experimental da radiação //Immunologia. -1993. -No.3. -pp. 25-28.

115. Stepanov P. S. Talassoterapia de pacientes com alergodermatoses. Recomendações do Me- tod. -Tbilisi, 1987. -10 p.

116. Subbotin A.V., Bochanovsky V. A., Davydova L. D. Patologia otorrinolaringológica e características do estado imunitário em crianças que vivem na área de extração e processamento de gás natural com um elevado teor de sulfureto de hidrogénio. Materiais da XLI All-Russian Scientific and Practical Conference, jovens cientistas de otorrinolaringologia, questões actuais de otorrinolaringologia e logopatologia. -São Petersburgo, 1994. -pp. 192-197.

117. Sutkova D. A. Lipid peroxidation as a possible fator in the regulation of immunogenesis //Conf. Mecanismos moleculares e celulares de regulação imunitária da homeostasia e problemas de modelação matemática - Instituto de Investigação. Tez. dokl. -Krasnoyarsk, 1990. -pp. 96-97.

118. Tabidze M. S. The effect of thalassotherapy with and without the use of

baths made of magnetite sand in the humid subtropical climate of the seaside resort of Ureki on some biochemical data in patients with hypertension. Mat. YHI do Congresso de Terapeutas da Geórgia, Kutaisi. - 1988. -pp. 329-331.

119. Tabidze M. Sh. Tratamento de pacientes com hipertensão no clima subtropical húmido da costa do Mar Negro da Geórgia usando banhos de areia de magnetite: (Nota, o resort de Ureki): Resumo da tese ....Candidato de Ciências Médicas. -Tbilisi, 1990. -24 p

120. Tagirova G. K. Avaliação higiénica das condições de trabalho e do estado do sistema imunitário dos trabalhadores envolvidos no processamento de gás natural e condensado com um elevado teor de sulfureto de hidrogénio. Tr. Astrakh, acad. de medicina estatal. Astrakhan, 1996. Vol. 4.pp. 56-59.

121. Tereshin S. Yu. A influência de factores físicos na permeabilidade da pele de ratos brancos em condições normais e na modelação de certos processos patológicos //Issues of balneology, physiotherapy and physical therapy. -2000. -No.4. -pp. 50-53.

122. Timchuk L. E. Resultados clínicos da utilização de betaleucina no tratamento de doentes com rinovasculite purulenta crónica. Mat. 11 All-Russian. simp. Biologia das citocinas: rede de interacções intercelulares na normalidade e na patologia //Medical Immunology. -2003. -No.3-4. -p. 462.

123. Titova E. A., Karapukhin I. V., Li A. A. Uso complexo de antibióticos, imunomoduladores e fisioterapia em infecções urogenitais em homens //Issues of balneology, physiotherapy and physical therapy. -1999. -No.1. -pp. 45-47.

124. Trayvish V. S., Ankova E. V., Neymark A. I. A importância do estudo

da atividade do sistema enzimático da monooxigenase do fígado na otimização da terapia imunossupressora e na utilização racional de cinzas de cetocona em doentes com um rim transplantado //Urologia e nefrologia. -1998. -No.1. -pp. 9-11.

125. Uzakov O. J. Espeleoterapia de montanha-marinha e de altitude no tratamento da asma brônquica em crianças: Autofer. dis.... Doutor em Ciências Médicas. -M., 1991. -48 p

126. Usmanov R. V., Alexandrov V. V., Memetov F. Y. Effect of preparations from the turtle liver on the DNA and RNA synthetase activity of Ehrlich carcinoma cells Collection: Aspectos teóricos da oncologia. - Tashkent. -1994. -Vol 4. -pp. 28-30.

127. Usmanova L. P. O estado do sistema enzimático da monooxigenase na hepatite viral aguda B: Resumo. dis.... candidato de Ciências Médicas. - M., 1997. -23 p

128. Fedorov R. V., Panevskaya G. N., Yakovlev A. P. O efeito dos banhos de mar na hemodinâmica do pequeno círculo circulatório de pacientes com bronquite crónica em tratamento sanatório-climático. Coleção: Fisiologia e patologia do sangue e dos sistemas circulatórios. -M., 1988. -pp. 78-80.

129. Fedotov V. P., Paliy V. P. Alterações no estado imunitário no processo de heliotalassoterapia nas condições da costa do Mar de Azov. Coleção: Conf. prático, dedicado. 125° aniversário da criação do primeiro café de couro na Rússia. e ve- ner. de doenças, São Petersburgo. -1994. -pp. 60-61.

130. Khadzhiev K. X., Inagamova R. S. Características da reação do sistema monooxigenase do fígado sob stress térmico. Tez. dokl. zones. scientific and practical conf. Saúde humana e questões ambientais. Kirov, 1991. pp. 49-50.

131. Khaitov R. M., Pinegin B. V. Imunodeficiência secundária: clínica, diagnóstico, tratamento //Immunologia. -1999. -No.1. -pp. 14-17.

132. Khanapiyaev U. B., Baibekov I. M., Azizov M. J. Ultra-estrutura do timo de rato em fracturas de tíbias e terapia com laser magnético //Zh-l medicina teórica e clínica. -2000. -No.5. -pp. 39-42.

133. Khoroshaev V. A., Karimova U. X, Baibekov A. I. Influência de soluções aquosas electro-activadas na morfologia do peritoneu e do fígado //Pathology. -1998. -No. 1. -pp. 25-27.

134. Chepurnaya A. N. O significado dos marcadores de ativação da imunogénese na anemia por deficiência de ferro //Zdravookhr. Bashkortostan: Edição especial -2000. - No.2.-pp. 201-203.

135. Cherepanova V. G. A influência dos factores de recurso na hipertensão arterial em pessoas empregadas na indústria do gás no Extremo Norte: O resumo do autor. dis Candidato de Ciências Médicas. -M., 1996. -19 p

136. Chernikov F. R. The role of electronic phase transitions of water in biological systems //Biophysics. -1991. -Vol.36. -pp. 741-746.

137. Chistokhina L. P. O efeito da microestimulação na atividade fagocítica dos neutrófilos do sangue. Mat. II Conf. Molecules, basic immunoregulation, immunodiage. and immunotherapy //Medical immunology. - São Petersburgo, 2003. -No.3-4. - pp. 220-221.

138. Shavianidze G. O. Avaliação comparativa do efeito da balneopsicoterapia, balneoterapia e psicoterapia em pacientes com osteoartrite //Vopr. balneologia, fisioterapia e lech. cultura física. -1991. -No.5. -pp. 27-28.

139. Shafikova G. V. Avaliação clínica e imunológica da eficácia da balneoterapia em combinação com correntes moduladas diadinâmicas e sinusoidais em pacientes com salpingoforite crónica não específica: Resumo da tese .... Candidato de Ciências Médicas. -Odessa, 1989. -22 p.

140. Shakhova S.S. O efeito da droga de origem natural eplira no estado

morfofuncional das células do sistema de fagócitos mononucleares na hepatite tóxica aguda numa experiência: Resumo da dissertação do Candidato de Ciências Médicas. -Tomsk, 1996. -18 p

141. Schwartz V. Ya. A água mineral é um fator de formação do trato gastrointestinal //Issues of balneology, physiotherapy and physical therapy. Passeios culturais. -1989. -No.4. -pp. 39-42.

142. Shirshev S. V., Lopatina V. A. Changes in some indicators of immune status and cortisol levels in recurrent obstructive bronchitis in children. Imunocorrecção com polioxidónio //Imunologia médica. -2003. -Vol.5. -No.5-6. -pp. 555-562.

143. Shirshev S. V., Lopatina V. A., Koryukina I. P. Características dos efeitos imunomoduladores do polioxidónio em crianças que sofrem de bronquite obstrutiva recorrente //Immunology. -2000. -No.5. -pp. 53-55. xml-ph-0000@deepl.internal

144. Shlyapak E. A., Gabidova N. T., Evseeva S. N. Utilização combinada de ultra-sons e correntes moduladas sinusoidais no tratamento de crianças com artrite reumatoide juvenil //Issues of balneology, physiotherapy and physical therapy. -2002. -No. 1. -pp. 34-36.

145. Shurygin A. Ya., Zlishcheva E. I., Sosnovskaya O. Yu. O efeito estimulante de uma droga de natureza polipeptídica (estimulador Kuban) na hemopoiese e a formação de imunidade humoral ao anti-gene dependente do timo de camundongos //Byull. experim. biologia e medicina. -1995. -No.11. -pp. 511-114.

146. Efendieva M. T. Campos electromagnéticos de frequência ultra-alta e banhos de iodo e bromo no tratamento inflamatório de pacientes com cardiospasmo //Issues of balneology, physiotherapy and physical therapy. -2002. -No.2.-pp. 16-19.

147. Yaremenko M. S., Zagorodnyuk V. P., Bilas V. T. Avaliação da atividade biológica das águas minerais de Naftusya //Physiologicheskiy zh.l. -1988. -Vol.34. -No.6. -pp. 80-85.

148. Alexander G. I. Immunology of hepatitis In virus infection //British Med. Biol. -1990. -Vol.46, No.2. -P. 354-367.

149. Anderson G., Partington K. M., Jenkinston E. J. Differential effects of peptide diversity and stromal cell type in positive and negative selection in the thymus //J. Immunol. -1998. -Vol.161, №12. -P. 6599-6603.

150. Barker R. N., Gryffydd-Yence T. J., Stoker C. R. Identification of autoantigens in canine autoimmune haemolytic anaemia //Clin, and Exp. Immunology. -1991. -Vol. 85, №1. -P. 33-40.

151. Batevanis C. N., Perez S., Kokkinopoulos D. The biological effect of three thymosin fraction 5 polypeptides in the murine mixed lymphocytes reaction// Immunology. -1985. -Vol.54, №4. -P. 723-730.

152. Batyrbekov A. A., Komarov P. G. Correção da imunodeficiência através da preparação de rins de galinha para ratos irradiados //Abstracts of the Intemat. Cong, of Toxicology. -EUA, 1995. -P. 71-24.

153. Carla J. C., Zee R., Benaissa-Trouw B. Lipopolysaccharide-binding synthetic peptides derived from serum amyloid P component neutralize LPS //Inf. E Imunidade. -1999. -Vol.67, №6. -P. 2790-2796.

154. Dardenne M., Savino W., Berrih S. A zinc-dependent epitope on the molecule of thymosin, a thymic hormone //Proc. Nat. Acad. Sci. -1985. -Vol.82 P. 7035-7038.

155. Dardenne M., Savino W., Gastinel L. Thymulin new biochemical aspects. Thymic horm. and lymphokines: Basic chem. and clin //App. N. Y. Londres, 1984. -P. 37-42.

156.Dworniak D., Ickorzewaski H., Pokoca L. Subpopulações de linfócitos T em doentes com infeção crónica ativa pelo vírus da hepatite B caracterizada por anticorpos monoclonais //Archium et therap. experimentalis. -1989. -№37. -P. 305-310.

157.Eddleston A. L. Imunologia da hepatite crónica ativa //Quart. J. Med.- 1985. -Vol.55, №13. -P. 191-198.

158. Efron, Y. Shoenfeld. O Mar Morto: uma fonte de vida: Potencial terapêutico e económico //Israel Journal of Medical Sciences. Jerusalém. -1966. -Vol.32. -P. 39.

159.Garib F. Ju., Muchamedyarova N. L., Turdiev U. A. Immunomodulin - anew prospective for medicine immunocorrecting remedy //Karadeniz Journal of medicine Sci. -1995, Vol.8. -P. 220

160.Gibson P. R., Dudley F. J. Ischemic hepatitis: clinical features dignosis and prognosis //Aust. NZ J. Med. -1984. -Vol. 14. -P. 822.

161.Goeken N. E., Breitenbach R. P., Barett J. T. Avaliação dos efeitos dos extractos de Bursa Fabricius no desenvolvimento da imunocompetência em galos neonatais bursectomizados //Proc. Soc. Exp. Biol. Med. -1970. Vol.134. -№4. -P.971-974.

162. Goldstein G., Audhya T. K. Thymopoietin to thymopeptin: experimentalstudies //SurVol. Immunol. Res. -1985. -Vol.4. -№1. - P. 1-10.

163. Goldstein G., Low. T. Thymosins //Progr. Immunol. 5 Int. Cong. Immunol. Tóquio. -1984. -P. 1417-1427.

164.Greiner B., Rajan T. Y., Shultz L. D. Animal models for immunodeficiency //Immunology Today. -1992. -Vol. 13, №4. -P. 116-117.

165.Haddon J. W., Caspritz G., Zhenng Q. Y. Thymosin, interleukins, isoprinosine and imuthiol do not reconstitute T-cells in athymic nudemice //Int. J.Immunopharmacol. -1989. -VoL1 1.-B.l. -P. 13-19.

166. Hall N. K., Me Gillis J. P., Goldstein A. L. Evidence that thymosins andother biologic response modifiers can function as neuroactive immunotransmitters//J. Immunol. -1985. -Vol.135, №2. -P. 806-811. Heavner G. A. Estrutura da timopentina e relação com factores tímicos//SurVol. Immunol. Res. -1985. -Vol.4, №1. -P. 11-16.

167. Hickman P. E., Potter J. M. Mortality associated with ischemic hepatitis//Aust. NZ J. Med. -1990. -Vol.20. -P. 32.

168. Hogan S. P., Matthaci K. J., Young J. M. A novel T-cell regulated-mechanism modulating allergen induced airways hyperactivity in Balb/c mice in-dependently of IL-4 and IL-5 //J. Immunol. -1998. Vol.161, №3. -P. 1501-1509.

169. Horeccker B. L. Thymosin 4 distribution and biosynthesis in vertebratecells and tissues. Thymic horm. and lymphokines: Basic chem. and clin //App.N.Y. -London, 1984. -P. 77-78.

170. Jerne N. K., Nordin A. A. Plaque formation in agar by single antibody -producing cells //Science. -Vol. 140. -P. 405 - 407.

171. Lin C. Y. Nefropatia membranosa associada ao vírus da hepatite B: características clínicas, perfis imunológicos e resultados //Nefron. -1990. -Vol.55. -P. 37.

172. Memetov F. J. Lacto-FAP na imunocorrecção de tumores malignos 1Congresso Internacional de imunorreabilitação, Sochi-Dagomys //Inter. J. Immuno-reab. -1994, №1. -P. 223.

173. Petrov R. V., Mikhailova A. A., Zakharova L. A. Interação celular ao nível dos produtores de anticorpos maduros: as propriedades do fator humorístico da medula óssea que estimula a produção de anticorpos //Ann. Immunol. -1980. -Vol.131. -P. 161

174. Pleau J. M., Dardenne M., Bach J. F. O fator sérico tímico (FTS)//Molec. cell Biochem. -1981. -Vol.41. -P. 67-72.

175. Rashidova S. Sh., Levkovich M. G., Voropaeva N. L. Investigação e prognóstico das propriedades dos aminosacarídeos e seus derivados pelo método de modelação molecular: No livro de abs. do Inter. Sym. on Sep. and Char, of nat. and syn.macromol. -2003. -Amsterdão. -S. 6.

176. Rashidova S. Sh., Usmanov T. I., Asurov N. R. Some special featture ofestimation of relaxation time for polysaccharides and their derivatives: In the bookof absr. of 7,h Arab internal, conf, of polymer sciencc& technology and the 3th Arab conf. of material science, Egypt. -2003. -P. 237-242.

177. Rentz E., Diezel W. Influência das hormonas tímicas na produção de interferão induzida por mitogénio em linfócitos. 1 Aumento da produção de interferão imune induzida por mitogénio pela timosina //Arch. Geschwulstforsch. -1983. -Vol.53,№6. -P. 547-550.

178. Reubi J., Horisberger U., Kappeler A. Localization of recetor forvaso-active intestinal peptide, somatostatin substance distinct compartments ofhuman lymphoid organs //Blood. -1999. -Vol.92, №1. P. 191-197.

179. Uray Z., Radulesku E., Suciu D. The effect of thymichumoral factor-supon regeneration of haemopoietic and lymphatic tissues ofirradiated mice//ReVol. roum. biol. Ser. biol. anim. -1979. -Vol.24,№2. -P. 169-175.

180. Uray Z., Radulesku E., Suciu D. The effect of thymic humoralfactor-supon regeneration of haemopoietic and lymphatic tissues of irradiated mice//ReVol. roum. biol. Ser. biol. anim. -1979. -Vol.24, №2. -P. 169 175.

INFORMAÇÕES SOBRE OS AUTORES

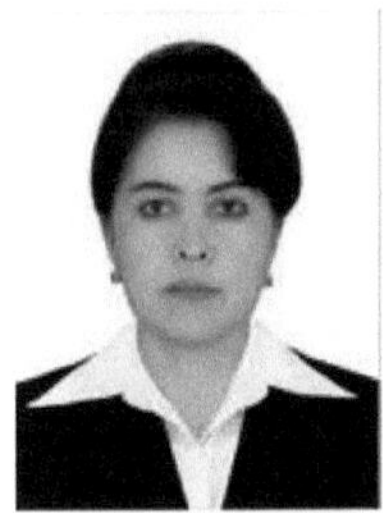

Nurova Zamira Annakulova. É professora assistente e chefe do Departamento de Ciências Biológicas Médicas na secção de Termez da Academia Médica de Tashkent. Tem mais de 100 artigos científicos nas revistas da Federação Russa, Turquia, Inglaterra, EUA, Hungria e Cazaquistão. É autora de 2 monografias e 2 manuais educativos e de mais de 10 manuais educativos e estilísticos. Ganhou uma bolsa de farmacologia para a produção do creme "Azamzar" e do "NurZam".

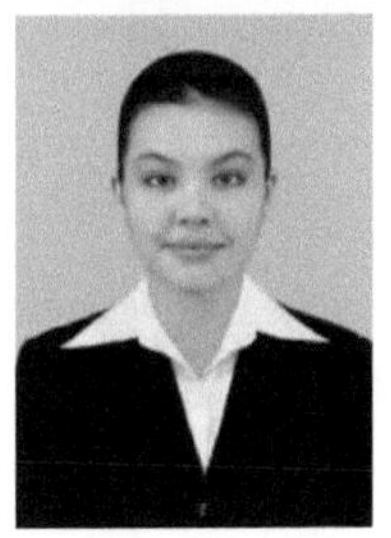

Urazova Zarina Urmanovna. É estudante da faculdade de medicina na secção de Termez da Academia Médica de Tashkent. Publicou mais de 30 artigos científicos nas línguas uzbeque, russa e inglesa em revistas uzbeques e internacionais nos anos 2022-2023. Além disso, completou 100 horas de prática nas conferências científicas e práticas de ciência e tecnologia em Izmir, Erzurum e Istambul, e recebeu um certificado e um diploma em cirurgia de transplante em março de 2023. Ganhou uma bolsa de farmacologia para produzir o creme "Azamzar" e o "NurZam".

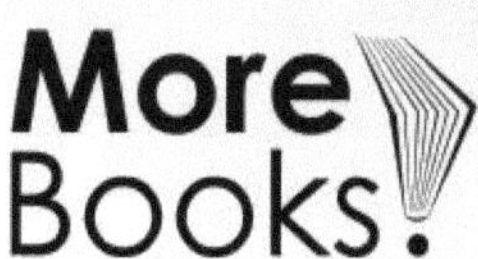

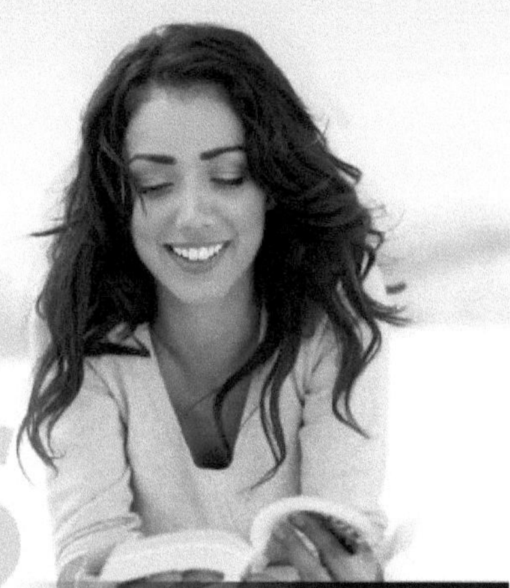

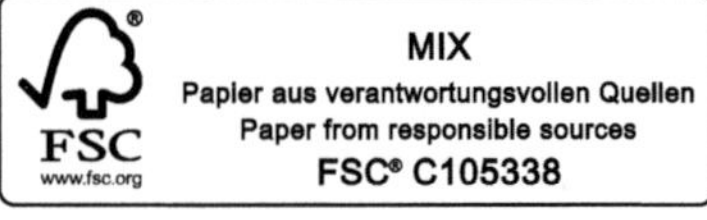

Printed by Books on Demand GmbH, Norderstedt / Germany